W0077942

Diabetes mellitus

Blutzucker senken, bewusster leben

Nicole Lücke

compact via

Außerdem erhältlich:
Bluthochdruck – Vorbeugen und dauerhaft senken
Migräne – Schmerzattacken vermeiden und behandeln
Rückentrainung – Die Wirbelsäule gezielt stärken
Schlafstörungen – Ursachen erkennen und behandeln
Schüßler-Salze – Gesund mit den 12 Mineralstoffen

Über die Autorin:
Nicole Lücke wurde 1973 in Flensburg geboren. Sie hat Politik, Germanistik und Kunstgeschichte in Kiel und Köln studiert. Ihre journalistische Laufbahn begann sie mit einem Volontariat bei der Kölnischen Rundschau. Seit 2002 arbeitet sie als freie Journalistin mit den Spezialgebieten Gesundheit und Medizin. Ihre Texte erscheinen in Gesundheitsportalen, Magazinen, Fachzeitschriften und überregionalen Tageszeitungen. Nicole Lücke lebt mit ihrem Mann in Wuppertal.

compact via ist ein Imprint der Compact Verlag GmbH

© 2010 Compact Verlag GmbH München

Redaktion: Anja Fislage, Lea Hoy
Produktion: Wolfram Friedrich
Titelabbildung: mauritius images
Layout: h3a GmbH, München
Umschlaggestaltung: h3a GmbH, München

ISBN 978-3-8174-7936-8
5479361

Besuchen Sie uns im Internet: www.compact-via.de

Inhalt

Vorwort

Sie haben sich für dieses Buch entschieden, weil Sie sich näher über Diabetes mellitus informieren möchten. Vermutlich haben Sie selbst oder ein naher Angehöriger die Diagnose Diabetes Typ I oder Typ II erhalten. Damit stehen Sie nicht alleine da. Etwa vier Millionen Menschen in Deutschland leiden an Diabetes mellitus, schätzt das Robert Koch Institut.

Die medizinische Versorgung hat sich zwar in den vergangenen Jahren weiter verbessert, doch nach wie vor müssen Diabetiker mit einer geringeren Lebenserwartung und etlichen Folgeerkrankungen rechnen. Während Patienten mit einem Diabetes Typ I beispielsweise ein erhöhtes Risiko haben, Sehstörungen oder Nierenprobleme zu bekommen, steigt bei Diabetes Typ II die Wahrscheinlichkeit für einen Herzinfarkt oder einen Schlaganfall.

Das klingt erschreckend, aber es gibt auch eine gute Nachricht: Durch eine gesunde Lebensweise können Sie aktiv einen großen Teil dazu beitragen, Diabetes mellitus in den Griff zu bekommen – und Folgeerkrankungen zu verhindern.

Mit diesem Ratgeber möchten wir Sie dabei unterstützen, Ihren Alltag und Ihre Ernährung so umzustellen, dass trotz des Diabetes mellitus eine hohe Lebensqualität gesichert bleibt. Besondere Aufmerksamkeit haben wir dabei dem Thema Übergewicht gewidmet, da es nicht nur erheblich dazu beiträgt, Diabetes Typ II auszulösen, sondern auch den Verlauf der Krankheit entscheidend beeinflusst.

Natürlich klären wir Sie außerdem über medikamentöse Behandlungsmethoden, die Bedeutung des Insulins und die wichtige Kontrolle Ihres Blutzuckerspiegels auf.

Ihr Diabetes mellitus wird Sie wahrscheinlich Ihr gesamtes Leben lang begleiten – aber Sie bestimmen, welche Rolle er dabei spielt.

Nicole Lücke

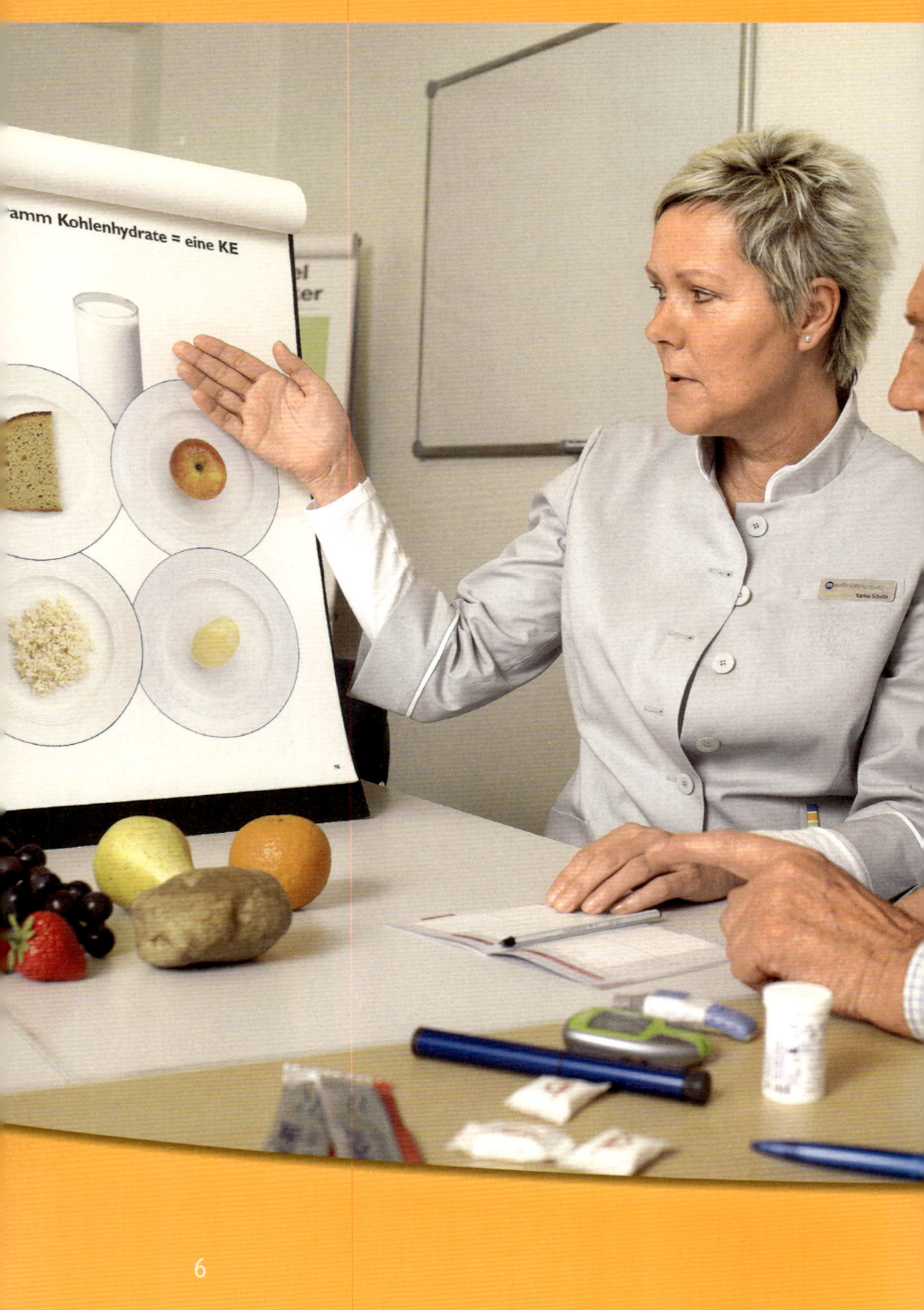

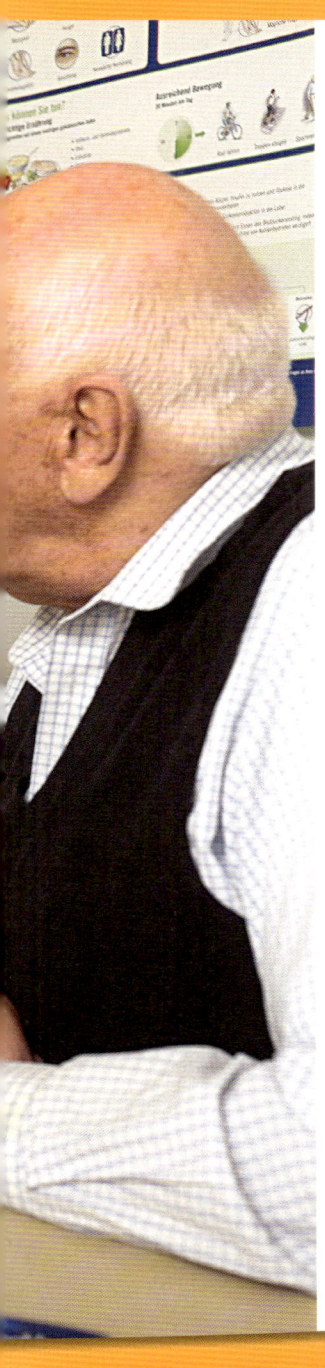

Was ist Diabetes?

Sie haben gerade die Diagnose Diabetes mellitus von Ihrem Arzt erhalten und wissen nicht, was diese Krankheit eigentlich ist und welche Ursachen sie hat. Das folgende Kapitel zeigt Ihnen, wie Diabetes mellitus entsteht, damit Sie Ihre Krankheit besser verstehen lernen.

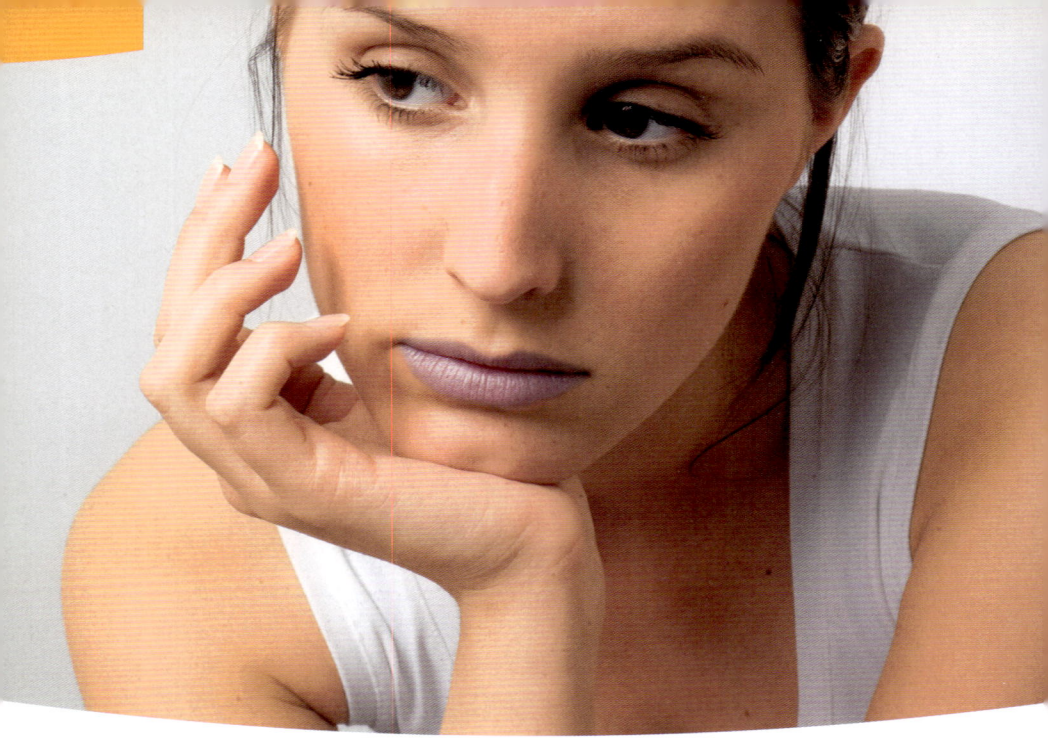

Das Krankheitsbild

Wer Diabetes hat, muss Insulin spritzen und darf keinen Kuchen mehr essen – so oder ähnlich sehen die Klischees aus, die mit dem Begriff Diabetes mellitus verbunden sind. Sie werden im Bekannten- und Familienkreis mit Halbwissen konfrontiert, das schnell zu unnötigen Ängsten führen kann. Tatsächlich muss jeder Diabetiker auf einen gesunden Lebensstil achten, aber Süßes ist z. B. auch weiterhin erlaubt.

Verwunderlich sind die falschen Vorstellungen nicht, die wir über Diabetes mellitus und seine Behandlung im Kopf haben. Zum einen ist der menschliche Stoffwechsel sehr komplex und die Funktionsweise des Insulins daher nicht sofort nachvollziehbar. Zum anderen hat die Medizin in den vergangenen Jahrzehnten erhebliche Fortschritte gemacht, sodass manches, was früher richtig war, heute als überholt gilt. Wenn Sie verstehen wollen, was die Diagnose Diabetes mellitus für Ihren Körper genau bedeutet, müssen Sie also zunächst Ihren Stoffwechsel näher kennen lernen.

Die Funktion der Bauchspeicheldrüse

Die Bauchspeicheldrüse, die in der medizinischen Fachsprache Pankreas heißt, liegt quer im Oberbauch und schmiegt sich eng an den Zwölffingerdarm an, mit dem sie über den Pankreasgang verbunden ist. Manche Menschen haben noch einen zusätzlichen kleineren Gang, der ebenfalls in den Zwölffingerdarm mündet.

Im Pankreas produzieren Drüsenzellen das Verdauungssekret, das über den Pankreasgang in den Darm fließt, und zwischen anderthalb und drei Liter pro Tag umfasst – daher hat die Bauchspeicheldrüse ihren Namen. In dem Sekret sind wiederum Enzyme enthalten, die Kohlenhydratverbindungen, Fette, Eiweiße und sogenannte Nukleinsäuren aufspalten, damit sie von der Darmschleimhaut aufgenommen werden können. Gleichzeitig neutralisiert dieser Verdauungssaft die Salzsäure, die mit der Nahrung aus dem Magen in den Zwölffingerdarm gelangt. Die Bauchspeicheldrüse hat also eine wichtige Bedeutung für unsere Verdauung.

Zusätzlich sind über die ganze Drüse kleine Zellgruppen verteilt, die ihrerseits verschiedene Funktionen haben. Zu den wichtigsten gehören die Beta-Zellen. Sie produzieren nämlich das Hormon Insulin und geben es direkt ans Blut ab. Außerdem prüfen die Beta-Zellen permanent, wie hoch der Blutzuckerspiegel ist. Danach entscheiden sie, wie viel Insulin produziert werden muss.

Das Insulin sorgt wiederum dafür, dass der Blutzuckerspiegel sinkt, und falls er zu niedrig sein sollte, hat die Bauchspeicheldrüse auch dafür ein Mittel parat. Eine weitere Gruppe sind nämlich die Alpha-Zellen. Sie stellen den Gegenspieler des Insulins her, das Glukagon. Es lässt den Blutzuckerspiegel wieder ansteigen, indem es die Leber- und Muskel-Zellen auffordert, ihre gespeicherten Vorräte ins Blut abzugeben.

INFO

WAS SIND KOHLENHYDRATE?

Für alles, was wir tun, brauchen wir Energie, und einen großen Teil davon liefern uns Kohlenhydrate, die wir über die Nahrung zu uns nehmen. Nun ist der Begriff Kohlenhydrate ziemlich irreführend. Tatsächlich handelt es sich dabei nämlich um nichts anderes als um Stärke und Zucker (Mehrfachzucker). Im Körper werden diese Bausteine noch weiter zerteilt, bis sie zu Einfachzuckern geworden sind – der Glukose. Je mehr wir davon im Blut haben, desto höher ist der Blutzuckerspiegel.

Insulin und der Kohlenhydratstoffwechsel

Jetzt haben Sie einen ersten Einblick in die Bedeutung des Insulins bekommen, wissen aber noch nicht, wie Insulin den Zuckerspiegel eigentlich senkt. Dafür müssen wir den Kohlenhydratstoffwechsel genauer betrachten. Neben Fetten und Eiweißen gehören Kohlenhydrate, also Zucker und Stärke, zu den Grundbausteinen unserer Nahrung. Sie liefern einen wesentlichen Teil der kurzfristigen Energie, die wir brauchen, um uns z. B. zu bewegen. Deswegen ist ein Traubenzuckerwürfel oder auch ein Bonbon eine gute Hilfe, falls Sie bei einem langen Spaziergang müde werden – Zucker ist Energie. Unser Nervensystem ist auf den Zucker besonders stark angewiesen, weil es den zweiten wichtigen Energielieferanten Fett nicht verwenden kann.

Wenn vom Kohlenhydratstoffwechsel die Rede ist, geht es also darum, wie der Körper den Zucker, der in der Fachsprache Glukose genannt wird, in verwertbare Bestandteile aufspaltet und in die einzelnen Zellen transportiert. Für weitere Nahrungsbestandteile wie Fett oder Eiweiß gibt es eigene Stoffwechselvorgänge. Die Diagnose Diabetes mellitus heißt also zunächst einmal nur, dass der Zucker nicht richtig verarbeitet wird.

Das Insulin spielt beim Kohlenhydratstoffwechsel eine entscheidende Rolle, aber beginnen wir mit der Nahrungsaufnahme:

Kohlenhydrate nehmen wir v. a. über pflanzliche Nahrung zu uns oder über Produkte, die daraus hergestellt wurden, z. B. Brot oder Nudeln. Vollwertprodukte sind dabei übrigens deutlich gesünder als Weizenmehl. Für Diabetiker haben diese außerdem den Vorteil, dass sich der Insulinbedarf bei ihnen besser kontrollieren lässt. Mehr dazu erfahren Sie im Abschnitt zur Ernährung (s. S. 65). Durch das Zerkleinern der Speisen im Mund wird der Speichelfluss angeregt. Er soll uns

(s. S. 65)

INFO

EINFACH NUR ZUCKER?

Zucker ist nicht gleich Zucker. Es gibt sozusagen Grundbausteine, die sich zu längeren Ketten verbinden lassen. Die Grundbausteine nennt man Einfachzucker. Die häufigsten sind Traubenzucker (Glukose) und Fruchtzucker (Fructose). Hängen zwei dieser Würfel zusammen, heißen sie Zweifachzucker. Ein gutes Beispiel dafür ist unser Haushaltszucker, der aus jeweils einem Baustein Traubenzucker und einem Baustein Fruchtzucker besteht. Auch der Milchzucker Lactose ist ein Zweifachzucker. Wird die Kette noch länger, spricht man von Mehrfachzuckern oder auch Polysacchariden. Der bekannteste Mehrfachzucker ist die Stärke. Mehrfachzucker werden auch als komplexe Kohlenhydrate bezeichnet.

nicht nur das Kauen erleichtern, sondern bereits eine wichtige Tätigkeit ausführen: In ihm sind Enzyme (Amylase) enthalten, die den Vielfachzucker aufspalten, also die langen Zuckerketten zerschlagen.

Während wir noch kauen und schlucken, bekommt die Bauchspeicheldrüse (Pankreas) parallel das Signal, dass Essen im Anmarsch ist – sie schüttet das körpereigene Hormon Insulin aus.

Bevor das Insulin seine Arbeit aufnehmen kann, wandert die Nahrung aber zunächst weiter durch den Magen und in den Dünndarm. Hier zerteilt das Verdauungssekret die Zuckerketten immer weiter, bis nur noch einzelne Bausteine (Glukose) übrig bleiben.

Ohne Insulin kann unser Körper den wichtigen Energiespender Zucker (Glukose) nicht verarbeiten.

Zusammen mit anderen Nährstoffen wie Eiweißen, Fetten, Vitaminen, Spurenelementen und auch Wasser leitet der Dünndarm die Glukose in die Blutbahn – der Blutzuckerspiegel steigt, und die Bauchspeicheldrüse schüttet noch mehr Insulin aus.

Das Insulin wird jetzt nämlich dringend gebraucht. Es dockt an den einzelnen Insulinrezeptoren der Zellen an und schließt damit vereinfacht gesagt die Tür auf, damit die Glukose in die Zellen gelangen und dort verbrannt werden kann. Die Insulinrezeptoren sind eine bestimmte Art Proteine, die zwei Alpha-Untereinheiten haben, an die sich je ein Insulinmolekül anhängt. Zum Inneren der Zelle hin haben die Rezeptoren ebenfalls zwei Untereinheiten, Beta genannt. Sobald sich das Insulin von außen anhängt, bindet sich an die Beta-Untereinheiten Phosphat, und dieses Phosphat hilft den Zellen dabei, biochemische Prozesse zu steuern. Was genau dabei passiert, ist noch nicht bekannt, aber es führt dazu, dass die Glukose in die Zellen gelangt. Je mehr Glukose dabei aus dem Blut in die Zellen wandert, desto stärker sinkt der Blutzuckerspiegel.

Wenn die Zellen versorgt sind und das Blut immer noch genug Glukose enthält, fängt der Körper an, die Glukose umzubauen und in Glycogen zu verwandeln. Davon werden wiederum bis zu jeweils 150 Gramm in der Leber und in den Muskeln gespeichert. Dort steht es zur schnellen Verfügung bereit. Fangen wir z. B. an zu rennen, holt sich der Körper die dafür notwendige Energie aus diesen Vorräten.

Sind auch diese Speicher gut gefüllt, wird der restliche Zucker weiter umgebaut und als Fett gespeichert.

Diabetes mellitus – Gestörter Stoffwechsel

Die verschiedenen Diabetes-Formen wie Typ I, Typ II oder auch der Schwangerschaftsdiabetes haben eines gemeinsam: Sie führen zu einem erhöhten Zuckerspiegel im Blut (Hyperglykämie). Die Ursachen für den hohen Blutzucker sind jedoch unterschiedlich, weswegen auch die Behandlungsmethoden voneinander abweichen.

Diabetes mellitus Typ I

Der Typ-I-Diabetes tritt hauptsächlich bei Kindern und Jugendlichen zum ersten Mal auf und wird meist im Alter zwischen zehn und 15 Jahren entdeckt. Früher wurde er deswegen „juveniler Diabetes" genannt. Die Krankheit entsteht durch eine Autoimmunreaktion – das Immunsystem richtet sich also gegen den eigenen Körper. In diesem Fall zerstört es die Beta-Zellen, die in der Bauchspeicheldrüse für die Insulinproduktion zuständig sind. Der Zuckerstoffwechsel kann dementsprechend nicht richtig funktionieren, und dem Körper gelingt es immer weniger, diesen Mangel auszugleichen. Ist die Zahl der noch vorhandenen Beta-Zellen auf etwa zehn bis 20 Prozent gesunken, kommt es zu einem absoluten Insulinmangel. Praktisch ist dieser Zustand meistens mit starken Stoffwechselstörungen bis zur Bewusstlosigkeit verbunden.

Leider lässt sich die Zerstörung der Zellen mit den heutigen medizinischen Mitteln nicht aufhalten. Diabetiker vom Typ I müssen daher in jedem Fall ab dem Moment der Diagnose Insulin spritzen, ihr Leben lang.

Eine falsche Hoffnung wird durch die sogenannte Remissionsphase erweckt, in der sich die Beta-Zellen vorübergehend erholen. Es dauert jedoch i. d. R. nur einige Monate, bis die körpereigene Insulinproduktion erneut

INFO

GLUKAGON – DER GEGEN-SPIELER DES INSULINS

Glukagon wird genau wie das Insulin in der Bauchspeicheldrüse produziert und soll das Gegenteil vom Insulin bewirken, nämlich einen Anstieg des Blutzuckerspiegels. Deswegen wird es auch ausgeschüttet, wenn zu wenig Glukose im Blut ist und daher die Gefahr besteht, dass die Zellen nicht mehr genug Energie in Form von Zucker bekommen, z. B. wenn Sie lange nichts gegessen haben. Das Glukagon sorgt dann zum einen dafür, dass die Leber gespeichertes Glykogen als Glukose wieder ins Blut abgibt. Außerdem fördert es die Neubildung von Glukose, die hauptsächlich in Leber und Nieren stattfindet. Für Diabetiker wird Glukagon übrigens auch als Notfallmedikament eingesetzt, wenn der Insulinspiegel zu hoch ist. Mehr dazu lesen Sie im Kapitel „Leben mit Diabetes" (ab S. 97).

zusammenbricht. Der Insulinbedarf muss in dieser Zeit extrem genau kontrolliert werden, damit es weder zu einer Über- noch zu einer Unterversorgung kommt.

Experten schätzen, dass etwa fünf Prozent aller Diabetiker an Typ I leiden. Bei weiteren fünf bis 15 Prozent, die offiziell als Diabetiker vom Typ II gelten, wird ein Diabetes Typ I vermutet, der nur verzögert auftritt. Er nennt sich latenter Autoimmun-Diabetes (LADA) und kann durch Antikörper nachgewiesen werden. Betroffen sind meist ältere Erwachsene.

Diabetes mellitus Typ II

Die Mehrheit der Diabetiker, etwa 90 Prozent, leidet an einem Typ-II-Diabetes. Diese Form der Diabetes-Erkrankung entwickelt sich oft schleichend und wird meistens in der zweiten Lebenshälfte entdeckt. Während früher als Richtzahl 40 Jahre plus galten, warnen Mediziner heutzutage davor, dass sich das Auftreten von Diabetes mellitus Typ II zeitlich immer weiter nach vorne verlagern wird, da u. a. Bewegungsmangel und Übergewicht als Risikofaktoren gelten. Derzeit sind bereits 15 Prozent der Kinder in Deutschland übergewichtig und sechs Prozent sogar krankhaft fettsüchtig, Tendenz steigend.

Im Körper passiert bei Typ II etwas grundlegend anderes als bei Typ I. Die Insulinproduktion der Beta-Zellen funktioniert, und das Hormon Insulin dockt an den Insulinrezeptoren an, um die Türen für die Glukose aufzuschließen. Die Körperzellen reagieren auf das Insulin jedoch nicht so stark wie sie eigentlich müssten – dementsprechend nehmen sie weniger Glukose auf. Der Blutzu-

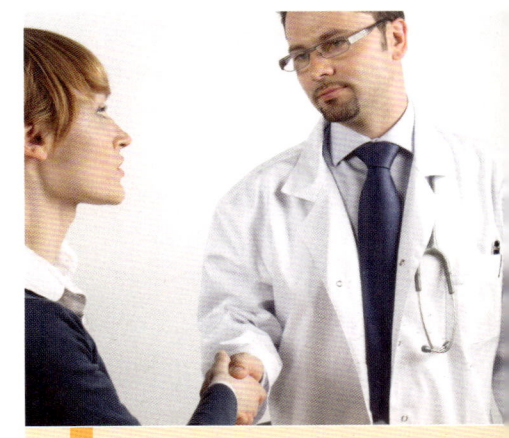

■ INFO

DIABETES WIRD HÄUFIGER

Etwa fünf Prozent der Deutschen leiden an Diabetes mellitus – und wissen davon. Aber die Zahl der bislang unentdeckten Erkrankungen dürfte nach Meinung vieler Experten fast genauso hoch liegen. Und Diabetes nimmt zu. Das liegt zum einen daran, dass wir durchschnittlich immer älter werden. Zum anderen gilt Übergewicht als eine der Hauptursachen für Diabetes Typ II, und in puncto Adipositas (Fettleibigkeit) liegen die Deutschen mittlerweile europaweit an der Spitze.

SEKUNDÄRER DIABETES MELLITUS

Als sekundären Diabetes mellitus bezeichnet man einen erhöhten Blutzuckerspiegel, der aufgrund einer anderen Krankheit entsteht. Das kann z. B. eine chronische Bauchspeicheldrüsenentzündung sein. Falls sogar ein Teil der Bauchspeicheldrüse entfernt werden muss, führt das ebenfalls zu einer verminderten Insulin-Produktion.

ckerspiegel bleibt also zu hoch. Diese sogenannte „Insulinresistenz" kann durch einige Faktoren verstärkt oder vermindert werden. Regelmäßige Bewegung verbessert z. B. die Empfindlichkeit der Zellen gegenüber dem Insulin, während erhöhte Blutfettwerte die Auswirkungen des Diabetes mellitus Typ II noch verschlimmern.

Ein zu hoher Blutzuckerwert ist wiederum ein Signal für den Körper, die Insulinproduktion weiter anzukurbeln. Auf Dauer führt das zu einer Erschöpfung der Beta-Zellen und damit zu stärkeren Krankheitssymptomen.

Der Diabetes Typ II entwickelt sich also schleichend. Das hat den Nachteil, dass er häufig lange Zeit nicht entdeckt wird. Auf der anderen Seite können Sie bei dieser Diabetes-Form selbst am meisten dazu beitragen, dass sich die Krankheit nicht verschlechtert – durch eine gesunde Lebensweise.

Ursachen des Diabetes mellitus

Alle Formen von Diabetes laufen auf einen erhöhten Blutzuckerspiegel hinaus. Die Wege dorthin sind jedoch sehr unterschiedlich, und dementsprechend weichen auch die Faktoren, die zu der Krankheit führen, erheblich voneinander ab. Eines haben sie jedoch gemeinsam: Die Entstehungsmechanismen konnten die Forscher noch nicht bis ins Detail entschlüsseln.

Typ I – Schuld sind nicht allein die Gene

Grundsätzlich wird das Risiko, an Diabetes Typ I zu erkranken, vererbt. Schuld sind aber nicht allein die Gene. Das zeigen u. a. Datenerhebungen bei Zwillingen: Erkrankt ein Zwilling an Diabetes, trifft es nur in 30 bis 50

Schwangerschaftsdiabetes

Etwa jede zehnte Schwangere muss mit einem Schwangerschaftsdiabetes (Gestationsdiabetes) rechnen. Die Ursache sind vermutlich bestimmte Hormone, die der Körper v. a. in der zweiten Schwangerschaftshälfte produziert, damit den Zellen während der Schwangerschaft mehr Energie (Glukose) zur Verfügung gestellt werden kann. Gleichzeitig produziert die Bauchspeicheldrüse mehr Insulin, damit die Glukose in die Zellen gelangt. Bei manchen Frauen schafft die Bauchspeicheldrüse diese Mehrleistung jedoch nicht, und es kommt zu einem Mangel.

Faktoren, die auf ein erhöhtes Risiko hinweisen:

- Übergewicht
- Diabetes im engeren Familienkreis
- Das eigene Geburtsgewicht lag über 4.000 Gramm
- Bei einer vorausgegangenen Geburt wog das Baby mehr als 4.000 Gramm
- Fehlgeburten

Falls das Risiko bei Ihnen erhöht ist, sprechen Sie mit Ihrem Arzt, damit er Sie schon im ersten Drittel der Schwangerschaft auf Diabetes untersuchen kann. Sonst reichen Kontrollen ab der 24. Schwangerschaftswoche.

Behandlung

Ein unbehandelter Schwangerschaftsdiabetes ist sowohl für die Mutter als auch für das ungeborene Kind extrem gefährlich und kann zu bleibenden Schäden führen. Das Behandlungskonzept muss gut aufeinander abgestimmt sein:

- engmaschige Blutzuckerkontrollen
- fettarme und ballaststoffreiche Diät, die gemeinsam mit einem Diabetologen und einer Diätberaterin erstellt wird
- ggf. zusätzliche Insulinversorgung

Der Schwangerschaftsdiabetes bildet sich nach der Geburt in den meisten Fällen zurück.

Prozent der Fälle auch den zweiten. Es müssen also weitere Faktoren hinzukommen. Die Forscher diskutieren derzeit über den möglichen Einfluss von Infektionen, Nitrat oder Nitrit in der Nahrung, über einen möglichen Schutz durch eine lange Stillzeit oder bestimmte Eiweißzusammensetzungen der Nahrung. Fakt ist: Noch keine Studie hat die gewünschten klaren Ergebnisse gebracht. Teilweise widersprechen sich die verschiedenen Untersuchungen sogar. Einen Unterschied zwischen Mädchen und Jungen gibt es übrigens nicht. Für Betroffene bleibt also nur die Erkenntnis bestehen, dass ihre Kinder ebenfalls ein erhöhtes Risiko haben, an Diabetes mellitus Typ I zu erkranken. Denn dass die Veranlagung vererbt wird, ist unbestritten.

Hannah L. (46) aus Kiel hat immer sehr viel Wert darauf gelegt, dass ihre Kinder möglichst gesund aufwachsen. Beide Söhne aßen vollwertig und wenig Süßigkeiten, spielten Fußball im Sportverein und bekamen alle empfohlenen Impfungen. Trotzdem wurde bei dem älteren Sohn Michael (17) vor fünf Jahren Diabetes Typ I diagnostiziert. „Er ist auf dem Fußballplatz plötzlich umgekippt", erzählt Hannah L. „Wir waren in doppelter Hinsicht geschockt. Denn ich hätte nie damit gerechnet, dass es ausgerechnet meine Kinder treffen könnte." Heute weiß die Verkäuferin, dass sie den Diabetes nicht hätte verhindern können, weil Präventionsmöglichkeiten noch nicht bekannt sind. „Wir haben aber im Bekanntenkreis Aufklärung betrieben und allen von den Symptomen erzählt. Schließlich ist es wichtig, dass solch eine Krankheit möglichst früh erkannt wird."

INFO

TYP I – PRÄVENTION UNMÖGLICH

Abgesehen von einer ererbten Veranlagung ist nicht bekannt, welche Prozesse dazu führen, dass unser Immunsystem die Beta-Zellen in der Bauchspeicheldrüse zerstört. Eine effektive Prävention ist bislang also nicht möglich.

Typ II – Die Lebensweise zählt

Beim Diabetes mellitus Typ II ist die Bedeutung der Vererbung noch erheblich größer als beim Typ I. Bei eineiigen Zwillingen bekommt in 90 Prozent der Fälle das zweite Kind auch Diabetes, wenn das erste daran leidet. Auf der anderen Seite lässt sich diese Form des Diabetes sehr stark durch eine gesunde Lebensweise beeinflussen. Das betrifft sowohl die Prävention als auch die spätere Behandlung. Im günstigsten Fall zeigt der Diabetes so gut wie keine Symptome oder bleibt sogar unbemerkt. Das bedeutet: Ihre Gesundheit liegt in Ihrer Hand. Sie müssen sich darüber im Klaren sein, ob Sie zu einer Risikogruppe gehören, denn an einigen Faktoren können Sie selbst etwas ändern. Auf die einzelnen Punkte wollen wir jetzt näher eingehen.

Hohes Alter

Jeder sollte auf eine gesunde Lebensweise achten. Schließlich können Bewegungsmangel, falsche Ernährung und Übergewicht nicht nur zu Diabetes mellitus führen, sondern sie erhöhen auch das Risiko für Herz-Kreislauf-Erkrankungen wie Schlaganfall oder Herzinfarkt. Grundsätzlich gilt natürlich, dass der Körper im Alter für solche Folgeerscheinungen anfälliger wird – schließlich summiert sich ungesundes Verhalten im Laufe der Jahre. Für Diabetes mellitus Typ II gilt der Zusammenhang zwischen Alter und erhöhtem Krankheitsrisiko besonders.

Beim Diabetes mellitus Typ II reagieren die Zellen nicht empfindlich genug auf das Insulin, was u. a. durch Übergewicht verstärkt wird, also produziert die Bauchspeicheldrüse mehr Insulin, da der Blutzuckerspiegel nicht im notwendigen Maße sinkt. Sie muss dementsprechend mehr Arbeit leisten als bei einem gesunden Menschen und das über viele Jahre hinweg. Irgendwann stößt das Organ schlicht an seine Leistungsgrenze und schafft die erforderliche Insulinmenge nicht mehr. Gleichzeitig nimmt die Unempfindlichkeit der Zellen gegenüber dem Hormon zu. Eigentlich bräuchte der Körper also noch mehr Insulin, um den Blutzucker zu senken, bekommt aber weniger – die Krankheit Diabetes mellitus bricht aus. Je älter Sie sind, desto größer ist also das Risiko, Diabetes Typ II auszubilden. Die ersten Symptome treten meistens bei Menschen auf, die älter als 40 Jahre alt sind. Allerdings: Die Tatsache, dass immer mehr Menschen bereits in sehr jungen Jahren Übergewicht haben, lässt diesen Altersschnitt nach unten sinken.

INFO

RISIKO UND GENETIK

Mit der Vererbung ist es so eine Sache, denn wir wissen ja nicht immer, was in unseren Genen angelegt ist. Falls Sie also keine Diabetiker im engeren Familienkreis haben, heißt das nicht, dass Sie keine Veranlagung zu dieser Krankheit geerbt haben. Vielleicht ist sie bei Ihren Verwandten nur recht harmlos und unbemerkt verlaufen, weil die Lebensweise sehr gesund war, oder Ihre Eltern haben schlicht Glück gehabt. Das bedeutet: Selbst wenn keine Diabetes-Fälle in Ihrer Familie bekannt sind, können Sie trotzdem eine Veranlagung dazu haben. Ein Hinweis wäre es z. B., wenn Ihr Geburtsgewicht als Baby mehr als 4.000 Gramm betragen hat.

Erhöhter Blutdruck

Wie es genau zu einem erhöhten Blutdruck kommt, wissen die Mediziner noch nicht. Sie kennen aber einige Umstände, die hohen Blutdruck begünstigen können:

- Vererbung
- falsche Ernährung
- Übergewicht
- Stress
- Bewegungsmangel
- Nikotin
- Alkohol

Diabetes Typ II tritt häufig in Kombination mit Bluthochdruck und erhöhten Blutfettwerten auf.

Mit anderen Worten: Bluthochdruck und Diabetes haben sehr ähnliche Risikofaktoren. Falls bei Ihnen bereits ein erhöhter Blutdruck festgestellt wurde, ist deswegen die Wahrscheinlichkeit sehr groß, dass Sie auch eine Neigung zu Diabetes Typ II haben und umgekehrt. Bluthochdruck ist also keine Ursache für Diabetes, aber evtl. ein Hinweis darauf, dass Sie zu einer Diabetes-Risikogruppe gehören könnten.

Falls Sie bereits an Diabetes erkrankt sind, ist es umso wichtiger, den Blutdruck regelmäßig zu kontrollieren. Denn ein zu hoher Druck kann sowohl die Gefäße als auch die Organe schädigen. In Zusammenhang mit Diabetes erhöht sich das Risiko für Herz-Kreislauf-Erkrankungen erheblich.

Ein erhöhter Blutdruck ist übrigens nicht heilbar, lässt sich aber gut behandeln. Ihr Arzt wird Sie beraten, was eine Umstellung Ihrer Lebensweise betrifft, z. B. durch regelmäßige Entspannung, Gewichtsabnahme, Sport und Nikotinverzicht. Zusätzlich lässt sich der Blutdruck durch verschiedene Medikamente senken.

Zu hohe Blutfettwerte

Mit den Blutfettwerten ist es ähnlich wie mit dem Blutdruck. Erhöhte Werte führen nicht direkt zu einem Diabetes mellitus, sie weisen aber auf ein möglicherweise erhöhtes Risiko hin.

Für zu hohe Blutfettwerte kann es viele Gründe geben, angefangen bei Essstörungen, über Krankheiten wie einer Schilddrüsenunterfunktion bis hin zur Einnahme bestimmter Medikamente, etwa Betablocker. Meistens verschlechtern sich die Werte auch bei Bewegungsmangel und Übergewicht. Außerdem kann Diabetes Typ II selbst dazu beitragen, den Pegel des Blutfetts Triglycerid zu beeinflussen. Umgekehrt macht ein erhöhter Triglycerid-Wert, der z. B. durch Alkoholmissbrauch zustande kommt, eine Entzündung der Bauchspeicheldrüse wahrscheinlicher. Die Entzündung würde wiederum zu einer gestörten Insulin-Produktion führen. Sie sehen also: Erhöhte Blutfettwerte sind immer ein Warnsignal und weisen darauf hin, dass diese ebenfalls regelmäßig kontrolliert werden sollten. Erhöhte Blutfettwerte treten im weiteren Krankheitsverlauf häufig in Kombination mit Diabetes Typ II auf und vergrößern ebenfalls die Gefahr für Folgeerkrankungen. Ihr Arzt wird Sie daher beraten, wie sich die Werte senken lassen. Ganz vorne stehen dabei:

- Ernährungsumstellung
- Abbau eventuellen Übergewichts
- regelmäßige Bewegung
- Einstellung der Blutfettwerte mit Medikamenten
- Behandlung einer eventuellen Primärerkrankung wie einer Schilddrüsen-unterfunktion

Ernährung

Da es sich bei Diabetes um eine Störung Ihres Zuckerstoffwechsels handelt, hat die Ernährung natürlich einen erheblichen Einfluss darauf, ob und wie stark sich die Krankheit ausbildet. Grundsätzlich geht es bei einer ausgewogenen Zusammenstellung der Nahrung aber nicht nur darum, Über-gewicht zu vermeiden bzw. abzubauen, auch die einzelnen Nahrungsbestandteile sind von Bedeutung für Ihr Gesamtbefinden, die Prävention bzw. Behandlung von Diabetes mellitus und mögliche Folgeerkrankungen. Im Mittelpunkt steht aber dennoch eine Ernährung, mit der Sie Ihren täglichen Kalorienbedarf nicht überschreiten. Wie Sie Ihren individuellen Wert berechnen, können Sie in unserem Kapitel „Selbst aktiv werden" (s. S. 63) nachlesen.

INFO

BLUTFETTWERTE IM ÜBERBLICK

Der Begriff „Blutfettwerte" klingt für Sie ver-mutlich fremd, denn meistens spricht man von „Cholesterin", obwohl dieser Begriff sehr ungenau ist, weil zu den Blutfettwerten nicht nur Cholesterin gehört. Tatsächlich setzen sie sich aus drei verschiedenen Komponenten zusammen:

LDL-Cholesterin: Diese Verbindung aus Fett(Cholesterin) und Eiweißen (Proteinen) sorgt dafür, dass Fette aus Leber und Darm in die Körperzellen transportiert werden. Es ist auch als „schlechtes Cholesterin" bekannt. Denn zu hohe Werte führen zu Ablagerungen an den Gefäßwänden und fördern Verkalkungen.

HDL-Cholesterin: Das ist der Gegenspieler zum LDL, das „gute Cholesterin". Denn mit HDL-Cholesterin wandert überschüssiges Fett aus den Gefäßen in die Leber. Es schützt also vor Verkalkungen.

Triglyzeride: Sie sind nicht an Proteine ge-bunden und teilweise als Energiereserve im Fettgewebe gespeichert. Die meisten Fette, die wir über die Nahrung aufnehmen, sind Triglyzeride. Ist ihre Konzentration zu hoch, wird das Blut dickflüssiger.

Die ersten zwei bilden zusammen das Ge-samt-Cholesterin. Wenn Ihr Arzt die Blutfettwerte bestimmt, misst er zusätzlich die Höhe der Triglyzeride. Außerdem schaut er sich an, ob die Werte in einem guten Verhältnis zueinander stehen.

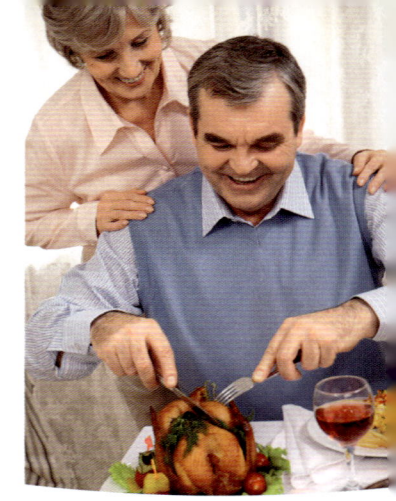

Darüber hinaus sollten Sie darauf achten, möglichst komplexe Kohlenhydrate zu sich zu nehmen. Das bedeutet: Essen Sie wenig Süßes und lieber Vollkornbrot als Weißbrot sowie viel Gemüse. Komplexe Kohlenhydrate muss der Körper erst aufspalten, der Insulinbedarf kann vom Körper daher besser reguliert werden. Im Gegensatz dazu schießt die Insulinproduktion schlagartig in die Höhe, wenn Sie Zucker essen, da eine schnelle Verwertung gefragt ist. Gleichzeitig sollten Sie darauf achten, dass Ihre Ernährung eher fettarm ist und der Anteil der Fette nicht über 30 Prozent der täglichen Gesamtenergiezufuhr beträgt. Dabei sollten die einfach ungesättigten Fettsäuren im Vergleich zu den gesättigten Fettsäuren überwiegen. Essen Sie also mehr pflanzliche als tierische Fette. Mehr erfahren Sie unter „Ernährungsrichtlinien bei Diabetes" (s. S. 65).

(s. S. 65)

INFO

DAS METABOLISCHE SYNDROM

Als Metabolisches Syndrom oder auch „Tödliches Quartett" bezeichnen Mediziner das gemeinsame Auftreten von Übergewicht, Fettstoffwechselstörungen, Bluthochdruck und Diabetes Typ II. Sie gehen leider häufig Hand in Hand und führen dazu, dass sich das Risiko für schwere Gefäßerkrankungen vervielfacht. Ein Diabetiker, der das Metabolische Syndrom hat, hat z. B. etwa dasselbe Risiko, einen Herzinfarkt zu bekommen, wie ein Patient, der bereits einen Infarkt hatte – wenn die Krankheiten nicht ausreichend behandelt werden. Falls Sie bereits von einer Komponente dieses Quartetts wissen, müssen Sie deswegen regelmäßig untersuchen lassen, ob die anderen bei Ihnen ebenfalls zutreffen.

Übergewicht

Kaum ein Begriff fällt im Zusammenhang mit Diabetes mellitus Typ II so häufig wie „Übergewicht", und das hat einen Grund: Das Risiko, an Diabetes zu erkranken oder stärkere Symptome auszubilden, steigt linear mit dem Gewicht. Mit anderen Worten: Je mehr Sie wiegen, desto größer ist das Diabetes-Risiko. Dabei geht es nicht um Schönheitsideale oder Schlankheitswahn. Das eine oder andere Pfund auf den Hüften schadet Ihnen nicht, aber sobald Ihr Body-Mass-Index (BMI) den Normalbereich verlässt, ist Alarmstufe Rot angesagt!

Den BMI errechnen Sie folgendermaßen: Körpergewicht (in Kilogramm) dividiert durch die Körpergröße (in Metern) zum Quadrat. Eine Beispielrechnung können Sie auf S. 79 nachlesen.

auf S. 79 nachlesen.

Entscheidend für Ihr Diabetes-Risiko ist aber nicht nur die Zahl der überflüssigen Pfunde, sondern auch deren Verteilung. Die Mediziner sind sich inzwischen einig, dass Fettgewebe im Bauchraum für die Entstehung von Diabetes von besonders großer Bedeutung ist. Es gilt als sehr aktiv in Bezug auf den Stoffwechsel und ist daher eine größere Belastung für den Körper als Fett unter der Haut und an den Hüften. Die sogenannte „Apfelfigur" mit Fettansammlungen in der Körpermitte birgt demnach noch mehr Risiko als die „Birnenfigur" mit breiten Oberschenkeln und Hüften.

Übrigens stellt hohes Übergewicht auch eine erhebliche Belastung für Ihr Herz-Kreislauf-System dar. Sie müssen auf lange Sicht u. a. mit Bluthochdruck, Rückenschmerzen, Atembeschwerden, Arthrose, Thrombosen oder sogar Schlaganfall oder Herzinfarkt rechnen. Selbst das Risiko für einige Krebserkrankungen steigt mit dem Gewicht. Es gibt also viele gute Gründe, überflüssige Pfunde nach und nach abzubauen. Tipps zum Abnehmen finden Sie im Kapitel „Übergewicht abbauen" (s. S. 79).

Bewegungsmangel

Viele Menschen fragen sich, warum sie so schnell zunehmen. Dabei ist die Antwort meistens einfach: Sie essen mehr als sie verbrauchen. Nun lässt sich die Kalorienbilanz nicht nur verschieben, indem Sie über die Nahrung weniger Energie zu sich nehmen. Sie können auf der anderen Seite auch etwas verändern, sich nämlich mehr bewegen.

Bewegung tut Menschen mit einem erhöhten Diabetes-Risiko im doppelten Sinne gut. Sie sorgt auf der einen Seite dafür, das Gewicht in den Griff zu kriegen und verhindert somit einen wesentlichen Risikofaktor. Auf der anderen Seite haben Studien gezeigt, dass regelmäßige Bewegung die Sensibilität der Insulinrezeptoren verbessert. Die Glukose kann also faktisch besser in die Zellen gelangen und der Blutzuckerspiegel sinkt.

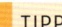 TIPP

PRÄVENTION BEI TYP II

Zur Prävention von Diabetes mellitus Typ II müssen Sie im Wesentlichen die gleichen Maßnahmen ergreifen wie zur Behandlung. Denn auch nach dem Ausbruch der Krankheit kann der Diabetes durch Ihre Mithilfe besser kontrolliert werden. Hier noch einmal die wichtigsten Maßnahmen im Überblick:

- Übergewicht vermeiden oder abbauen
- regelmäßig bewegen, mindestens eine halbe Stunde an fünf Tagen pro Woche, besser täglich
- ausgewogene Ernährung, die fettarm ist und viel Obst, Gemüse und Ballaststoffe enthält, dafür Fast Food und zuckerhaltige Getränke vermeiden

▌RISIKO-TEST DIABETES (TYP II)

Sie sind noch nicht von Diabetes betroffen und möchten Ihr eigenes Risiko oder das eines Angehörigen einschätzen? Dieser Test, bereit gestellt von der Diabetes Stiftung DDS, hilft Ihnen dabei. Wichtig: Dieser Test bietet keine Diagnose, sondern nur eine Analyse Ihrer individuellen Wahrscheinlichkeit, in den nächsten zehn Jahren an Diabetes Typ 2 zu erkranken. (Sie können den Test auch online machen unter www.diabetes-risiko.de)

Wie alt sind Sie?

jünger als 35 Jahre	0 Punkte
35 bis 44 Jahre	1 Punkte
45 bis 54 Jahre	2 Punkte
55 bis 64 Jahre	3 Punkte
älter als 64 Jahre	4 Punkte

Wurde bei mindestens einem Mitglied Ihrer Verwandtschaft Diabetes diagnostiziert?

Nein	0 Punkte
Ja, in der nahen Verwandtschaft bei leiblichen Eltern, Kindern, Geschwistern	5 Punkte
Ja, in der entfernten Verwandtschaft bei leiblichen Großeltern, Tanten, Onkeln, Cousinen oder Cousins	3 Punkte

Welchen Taillenumfang messen Sie auf Höhe des Bauchnabels? (Falls Sie kein Maßband parat haben, können Sie eine Schnur verwenden und mit einem Lineal vermessen)

Frau	Mann	
unter 80 cm	unter 94 cm	0 Punkte
80 bis 88 cm	94 bis 102 cm	3 Punkte
über 88 cm	über 102 cm	4 Punkte

Haben Sie täglich mindestens 30 Minuten körperliche Bewegung?

Ja	0 Punkte
Nein	2 Punkte

Wie oft essen Sie Obst, Gemüse oder dunkles Brot (Roggen- oder Vollkornbrot)?

Jeden Tag	0 Punkte
Nicht jeden Tag	1 Punkte

Wurden Ihnen schon einmal Medikamente gegen Bluthochdruck verordnet?

Nein	0 Punkte
Ja	2 Punkte

Wurden bei ärztlichen Untersuchungen schon einmal zu hohe Blutzuckerwerte festgestellt?

Ja	0 Punkte
Nein	5 Punkte

Wie ist bei Ihnen das Verhältnis von Körpergröße zu Körpergewicht (Body-Mass-Index, BMI)? Den BMI errechnen Sie folgendermaßen: Körpergewicht (in Kilogramm) dividiert durch die Körpergröße (in Metern) zum Quadrat.

unter 25	0 Punkte
25 bis 30	1 Punkte
über 30	3 Punkte

DAS BEDEUTET IHR ERGEBNIS

0 bis 7 Punkte
Diabetes-Risiko für die nächsten zehn Jahre: **1 Prozent**

Sie sind kaum gefährdet. Eine spezielle Vorsorge oder Vorbeugung ist in Ihrem Fall nicht nötig. Trotzdem schadet es natürlich nicht, auf eine gesunde Ernährung und auf ausreichend Bewegung zu achten.

7 bis 11 Punkte
Diabetes-Risiko für die nächsten zehn Jahre: **4 Prozent**

Ein wenig Vorsicht ist für Sie durchaus angeraten, auch wenn Ihr Risiko für eine Diabetes-Erkrankung nur leicht erhöht ist. Wenn Sie sichergehen wollen, beachten Sie die folgenden Regeln:
- Bei Übergewicht sollten Sie versuchen, sieben Prozent des Körpergewichts abzubauen.
- Bewegen Sie sich an mindestens fünf Tagen in der Woche jeweils 30 Minuten so, dass Sie leicht ins Schwitzen geraten.
- Fett sollte nur maximal 30 Prozent Ihrer Nahrung ausmachen.
- Der Anteil gesättigter Fettsäuren (vorwiegend in tierischen Fetten) sollte zehn Prozent Ihrer Nahrung nicht übersteigen.
- Nehmen Sie pro Tag 30 Gramm Ballaststoffe zu sich.

12 bis 14 Punkte
Ihr Diabetes-Risiko für die nächsten zehn Jahre: **17 Prozent**

Wenn Sie in diese Risikogruppe fallen, dürfen Sie Vorsorgemaßnahmen auf keinen Fall auf die lange Bank schieben. Dabei helfen können Expertentipps und Anleitungen zur Lebensstiländerung, die Sie alleine umsetzen. Greifen Sie auf professionelle Hilfe zurück, wenn Sie merken, dass Sie auf diese Weise nicht zurechtkommen.

15 bis 20 Punkte

Ihr Diabetes-Risiko für die nächsten zehn Jahre: **33 Prozent**

Ihre Gefährdung ist erheblich: Ein Drittel der Patienten mit diesem Risikograd erkranken in den nächsten zehn Jahren an Diabetes. Das Unterschätzen der Situation könnte schlimme Folgen haben. Im Idealfall nehmen Sie professionelle Hilfe in Anspruch. Machen Sie einen Blutzuckertest in Ihrer Apotheke, und gehen Sie zur Gesundheitsuntersuchung.

Über 20 Punkte

Ihr Diabetes-Risiko für die nächsten zehn Jahre: **50 Prozent**

Es besteht akuter Handlungsbedarf, denn es ist durchaus möglich, dass Sie bereits an Diabetes erkrankt sind. Das trifft für rund 35 Prozent der Personen zu, deren Punktwert über 20 liegt. Ein einfacher Blutzuckertest – beispielsweise in Ihrer Apotheke – kann als zusätzliche Information hilfreich sein. Allerdings ersetzt er nicht eine ausführliche Labordiagnostik, die eine bereits bestehende Zuckerkrankheit ausschließen kann. Daher sollten Sie umgehend einen Arzttermin vereinbaren.

© Deutsche Diabetes-Stiftung – FINDRISK-Evaluation 2007
(Dr. Peter Schwarz, AG Prävention Diabetes Typ 2 der DDG)

Das Wichtigste auf einen Blick

Wann tritt Diabetes mellitus Typ I meistens auf?

Dieser Diabetes wird i. d. R. in jungen Jahren entdeckt, im Alter zwischen zehn und 15 Jahren. Nur in wenigen Ausnahmefällen tritt dieser Diabetes verzögert auf und wird bei Erwachsenen diagnostiziert. Diese Sonderform nennt sich latenter Autoimmun-Diabetes (LADA).

Was genau ist Diabetes Typ I?

Es handelt sich um eine Autoimmunerkrankung, bei der die Beta-Zellen der Bauchspeicheldrüse zerstört werden, die normalerweise das Insulin produzieren. Diabetiker Typ I sind daher ihr Leben lang auf eine externe Insulin-Zufuhr angewiesen.

Was sind die Ursachen für Diabetes mellitus Typ I?

Neben einer genetischen Veranlagung sind die genauen Ursachen noch nicht entschlüsselt. Man vermutet ein Zusammenspiel mehrerer Faktoren, u. a. könnten Infekte eine Rolle spielen. Prävention ist nicht möglich.

Was passiert bei Diabetes mellitus Typ II?

Anders als bei Typ I arbeitet die Bauchspeicheldrüse hier zunächst tadellos, die Zellen reagieren jedoch nicht ausreichend auf das Insulin, sodass zu große Mengen im Blut bleiben und in den Zellen zur Verbrennung fehlen. Die Bauchspeicheldrüse gleicht diesen Effekt teilweise durch erhöhte Insulin-Produktion aus, was auf lange Sicht zu Erschöpfungszuständen führt. Erst dann muss auch der Diabetiker Typ II auf Insulin zurückgreifen.

In welchem Alter tritt Diabetes Typ II auf?

Diabetes Typ II wird im Durchschnitt bei Menschen diagnostiziert, die bereits über 40 Jahre alt sind. Das Alter sinkt jedoch immer weiter nach unten, da Übergewicht in der Bevölkerung zunimmt.

Welche Ursachen hat Diabetes Typ II?

Neben einer ererbten Veranlagung fördern die Lebensumstände die Ausbildung des Diabetes. Außerdem weisen weitere Erkrankungen auf ein erhöhtes Risiko hin. Aufmerksam werden sollten Sie bei hohem Alter, Übergewicht, Bewegungsmangel, ungesunder Ernährung, erhöhtem Blutdruck, zu hohen Blutfettwerten. Zur Prävention vermeiden Sie die oben genannten Risikofaktoren, allen voran Übergewicht, Bewegungsmangel und ungesunde Ernährung.

Gehöre ich zu einer Risikogruppe für Typ II?

Das können Sie feststellen, indem Sie den Risikotest aus diesem Kapitel machen.

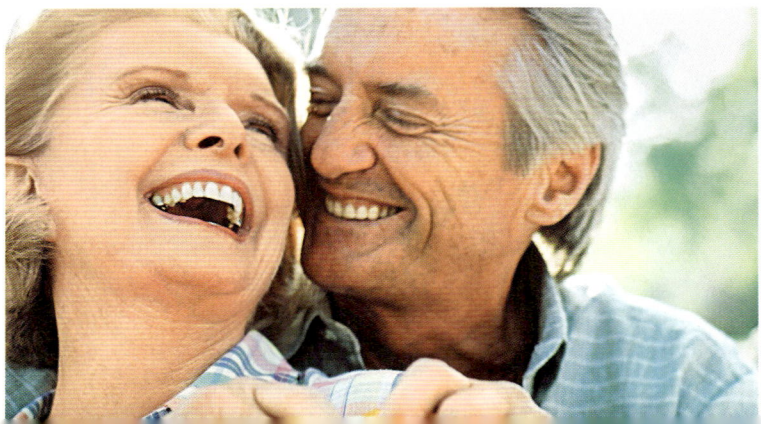

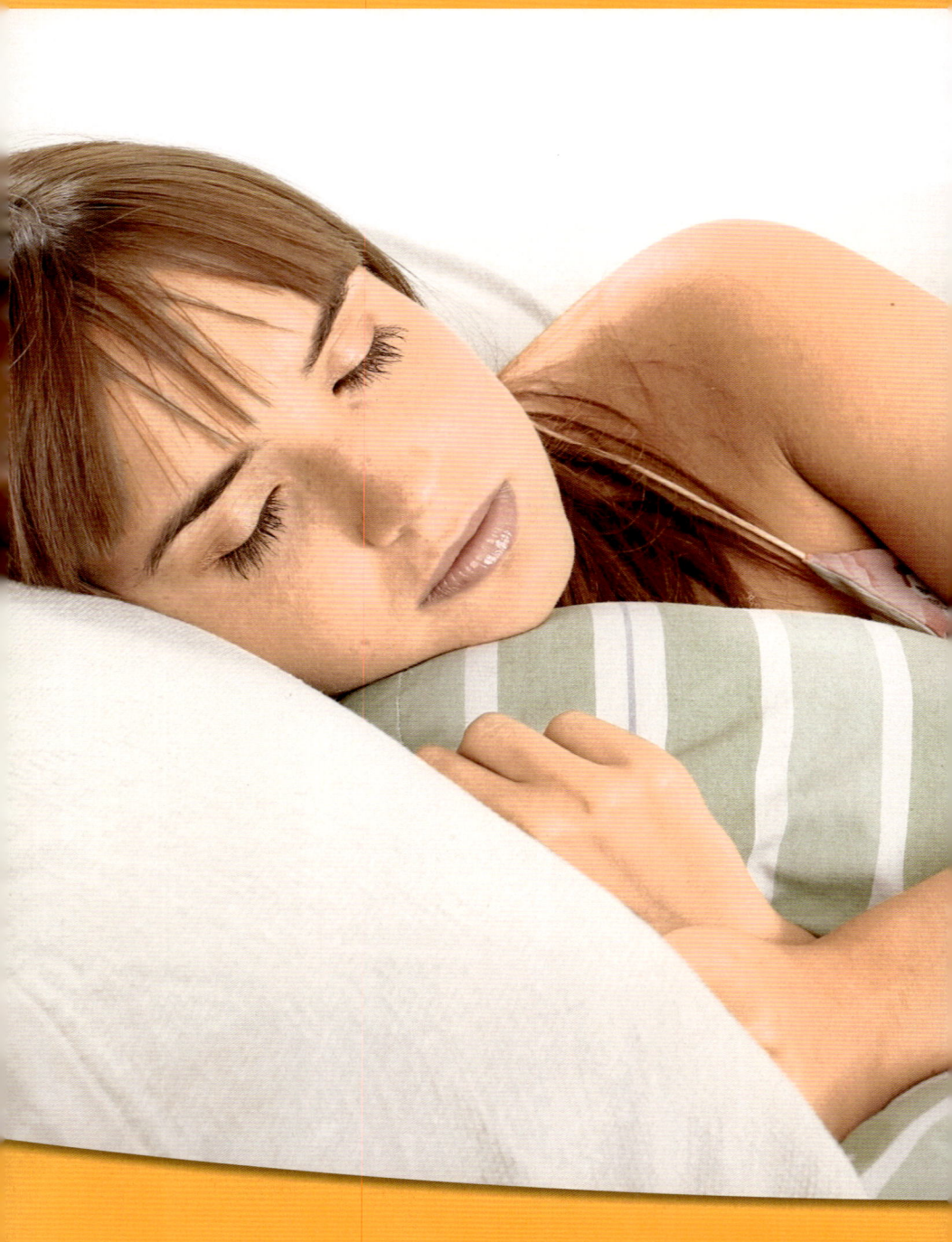

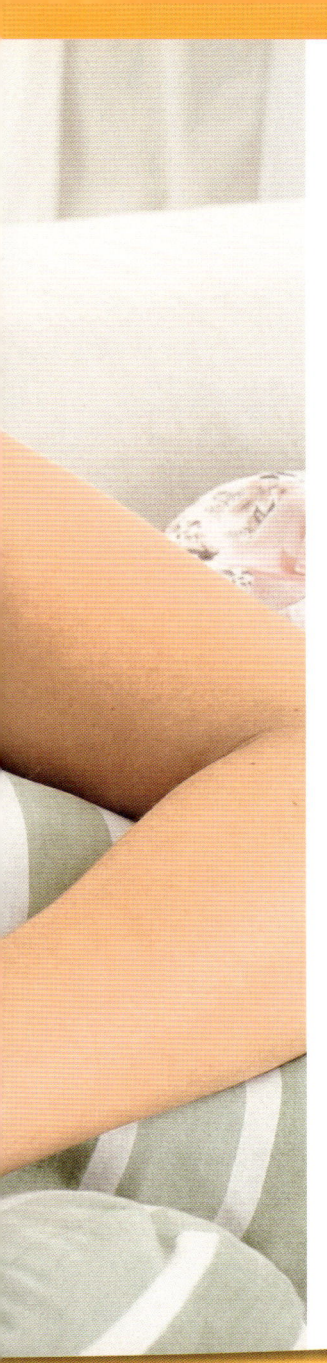

Wie wird Diabetes festgestellt?

Die Symptome von Diabetes mellitus sind vielfältig und teilweise sehr unauffällig. Das folgende Kapitel zeigt Ihnen, wie Sie und auch Ihr behandelnder Arzt Diabetes sicher diagnostizieren.

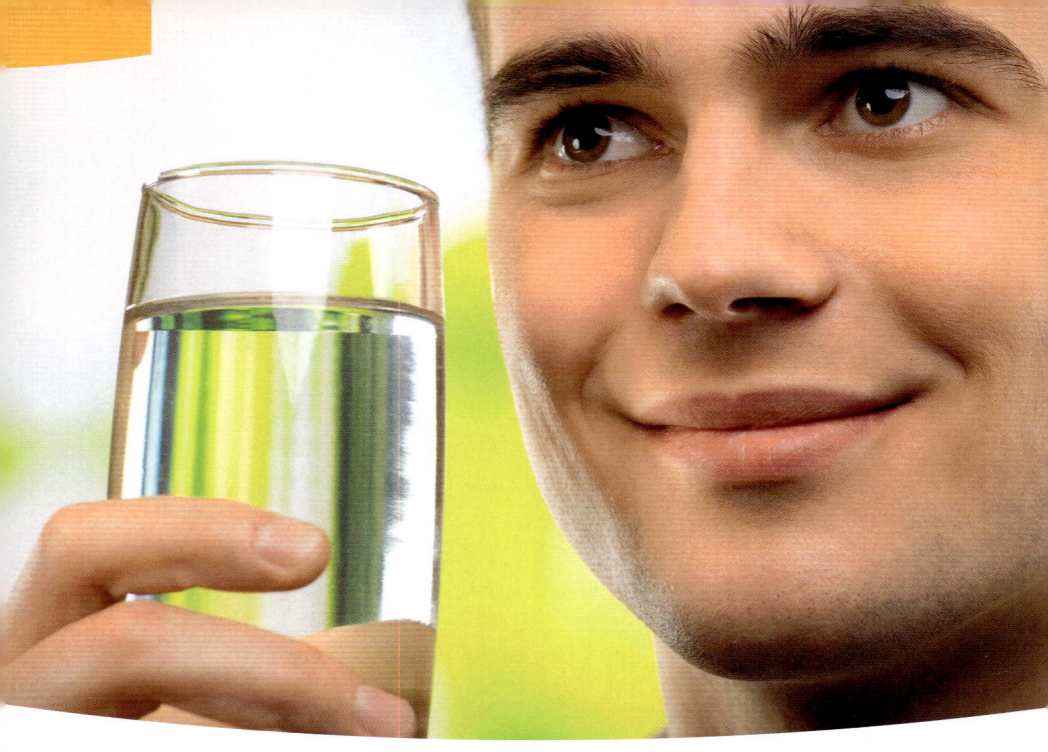

Symptome

Nach einem Blick auf die Ursachen und Risikofaktoren für Diabetes
mellitus können Sie sicherlich gut einschätzen, ob die Wahrscheinlichkeit,
diese Krankheit zu bekommen, bei Ihnen besonders hoch ist. Vielleicht
wünschen Sie sich auch eine bessere Einschätzung, weil eine Diagnose
noch nicht vorliegt und Sie glauben, einige Symptome bemerkt zu haben.
Vorweg sei deswegen gesagt: Falls Sie zu einer Risikogruppe gehören oder
sogar einige Symptome (s. u.) von Diabetes mellitus zeigen, müssen Sie
sofort einen Arzt aufsuchen. Denn besonders Diabetes Typ II verläuft häufig viele Jahre lang unbemerkt, und die Anzeichen werden erst erkennbar,
wenn die Krankheit bereits weiter fortgeschritten ist. Im schlimmsten Fall
können bereits Schäden an Augen, Nerven oder Nieren aufgetreten sein.
Schieben Sie den Arzttermin also keinesfalls hinaus!
Falls Sie die Diagnose Diabetes mellitus bereits haben, hilft Ihnen dieses
Kapitel dabei, die Symptome besser einzuordnen.

Häufiges Wasserlassen

Ein zu hoher Blutzuckerspiegel ist ungesund. Der Körper versucht daher alles, um überflüssige Glukose loszuwerden. Bei Diabetes – sowohl Typ I als auch Typ II – ist der Blutzuckerspiegel zwar aus unterschiedlichen Gründen deutlich erhöht, aber der Effekt ist derselbe: Über den Urin scheidet der Körper Zucker aus, ohne ihn weiter zu verarbeiten. Dafür werden sehr große Mengen an Flüssigkeit gebraucht. Im Ergebnis ist häufiges Wasserlassen ein typisches Diabetes-Symptom. Auffällig ist dabei, dass der Harndrang auch dann groß ist, wenn Sie wenig trinken. Trotzdem ist die Flüssigkeitsmenge relativ hoch. Das ist eine gute Möglichkeit, um dieses Symptom von einer Blasenentzündung abzugrenzen. Die geht zwar auch mit starkem Harndrang einher. Die Ursache liegt aber in den Nervenenden, die aufgrund der Entzündung falsche Signale senden. Die ausgeschiedene Flüssigkeitsmenge steht daher in einem normalen Verhältnis zur Flüssigkeitsaufnahme. Wer wenig trinkt, scheidet wenig Wasser aus.

Starker Durst

Irgendwoher muss das Wasser, das Sie mit dem Zucker ausscheiden, natürlich kommen. Dem Organismus wird also permanent Flüssigkeit entzogen, um die Glukose über den Urin abbauen zu können. Diesen Wasserverlust beantwortet der Körper mit großem Durst. Das Besondere dabei: Der Durst wirkt nahezu unstillbar, da über die Nahrung immer wieder Zucker aufgenommen wird, der den Körper erneut zusammen mit Wasser über den Urin verlässt. Mitunter trinken die Betroffenen mehrere Liter Wasser am Tag und können ihren Durst doch nicht stillen.

Ist der Zuckerspiegel stark erhöht, scheidet der Körper Glukose über den Urin aus.

Juckreiz

Wer schon einmal lange in der Badewanne gelegen hat, ohne sich anschließend einzucremen, wird schnell an die Bedürfnisse der Haut erinnert. Sie braucht Feuchtigkeit. Bekommt sie nicht genug davon, fühlt sie sich trocken an, kann sogar aussehen wie Pergament, verliert ihre Elastizität – und juckt. Der Juckreiz tritt meist als erstes auf. Einen ähnlichen Effekt wie die Badewanne hat Diabetes auf den Körper, da die Haut zwar nicht von außen ausgetrocknet wird, durch den starken Harndrang aber von innen.

Noch stärker macht sich dieser Prozess bei den Schleimhäuten bemerkbar, da sie nur durch eine zuverlässige Wasserversorgung ausreichend feucht bleiben. Das betrifft neben Nase, Mund und Augen v. a. die Geschlechtsorgane bei Frauen. Tritt dort ein Juckreiz in Kombination mit starkem Durst auf, sollten Sie unbedingt den Blutzuckerspiegel untersuchen lassen.

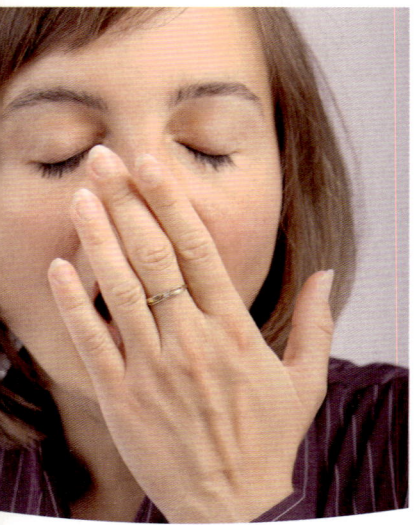

Abgeschlagenheit

Glukose ist neben Fett unser wichtigster Energielieferant, und Diabetes führt dazu, dass der Zucker im Blut bleibt, statt in den Zellen verbrannt zu werden. Das macht sich in unserer Leistungsfähigkeit bemerkbar. Bei einem unbehandelten Diabetes werden Sie schneller müde, Sie fühlen sich abgeschlagen und können sich schlechter konzentrieren. Zu Sport fehlt Ihnen ohnehin die Kraft. Für sich genommen können diese Faktoren natürlich auch auf Schlafmangel, Stress oder einen aufkommenden Infekt hinweisen, treten sie jedoch gemeinsam mit weiteren Symptomen auf, wird es Zeit für eine Blutuntersuchung bei Ihrem Hausarzt.

Großer Gewichtsverlust

Ihrem Körper steht also nicht genug Energie in Form von Glukose zur Verfügung, da sie nicht in die Zellen gelangt. Dennoch müssen die lebenswichtigen Funktionen weiter aufrecht gehalten werden. Also tut Ihr Körper genau das, was auch bei einer Diät passiert: Er baut zur Energiegewinnung Fett ab. Auffällig ist dabei, dass der damit einhergehende Gewichtsverlust unabhängig von der Nahrung ist, die Sie zu sich nehmen, da die Kohlenhydrate ja nicht ausreichend verwertet werden können. Aufmerksam sollten Sie also werden, wenn die Pfunde schmelzen, obwohl Sie weder Ihre Ernährungsgewohnheiten verändert haben, noch neuerdings in extremer Weise Sport betreiben. Ein weiterer Grund für die Gewichtsabnahme ist übrigens das Wasser, das Sie durch den erhöhten Harndrang verlieren. Bei Typ-II-Diabetikern tritt starker Gewichtsverlust übrigens erst im fortgeschrittenen Krankheitsstadium auf.

Acetongeruch der Atemluft

Während der Körper Fett abbaut, um daraus Energie zu gewinnen, laufen einige chemische Prozesse ab. Dabei entstehen auch die sogenannten Ketonkörper, die im Urin ausgeschieden werden. Eine ungewöhnlich hohe Konzentration kann Ihr Arzt demnach bei einer Urinuntersuchung feststellen. Außerdem dringen sie über die Atemluft nach außen. Dieser Acetongeruch erinnert an den Geruch von Nagellackentferner und tritt bei Typ I auf oder bei einem fortgeschrittenen Typ II, der noch nicht behandelt wurde.

Häufige Infekte und Wunden

Die fehlende Glukose in den Zellen macht sich auf viele Weisen bemerkbar. Besonders fehlt den Immunzellen die Kraft, ihre Arbeit wie gewohnt zu verrichten. Der Körper ist im Kampf gegen Krankheitserreger daher schlechter gerüstet. Die Folge sind häufige Infekte. Dieses Phänomen geht einher mit einer langsameren Wundheilung, da den entsprechenden Zellen ebenfalls die dafür notwendige Energie fehlt. Im weiteren Verlauf führen Ablagerungen in den Gefäßwänden zu einer schlechteren Durchblutung und damit zu einer mangelhaften Versorgung der Gliedmaßen. Der Grundstein für das diabetische Fußsyndrom wäre gelegt. Mehr dazu lesen Sie im Kapitel „Mögliche Folgeerkrankungen" (s. S. 105).

Ein unbehandelter Diabetes mellitus schwächt das gesamte Immunsystem erheblich.

Wadenkrämpfe

Der überflüssige Zucker wird mit großen Mengen Wasser über den Urin ausgeschieden. Dabei werden ungewollt weitere Mineralstoffe ausgespült, die dann wiederum an anderen Stellen im Körper fehlen, u. a. in den Muskeln. Die Folge können Wadenkrämpfe sein.

Sehstörungen

Unsere Linsen sind von Kammerwasser umgeben. Ein stark erhöhter Blutzuckerspiegel führt dazu, dass sich Zucker auch in diesem Kammerwasser ansammelt. Der Zucker wiederum ist stark osmotisch, d. h., er zieht Wasser an – mehr als sich üblicherweise im Auge befindet. Die Linse quillt dadurch regelrecht auf, und die Sicht wird getrübt. Von einer gewöhnlichen Sehschwäche lässt sich dieses Symptom leicht unterscheiden. Denn auch eine Brille stellt die klare Sicht nicht wieder her. Sie kehrt zurück, sobald der Zuckerspiegel im Blut sinkt.

Zwei Formen des Komas

Ein funktionierender Stoffwechsel ist für unseren Körper überlebenswichtig, und fehlgeleitete Prozesse kann er nur in einem gewissen Rahmen ausgleichen. In Extremsituationen kann es daher zu Bewusstlosigkeit oder sogar zum Koma kommen. Jetzt hilft nur noch ein Notarzt und eine sofortige Einweisung ins Krankenhaus, denn das diabetische Koma ist unbehandelt lebensbedrohlich!

Die Symptome von unentdecktem Diabetes Typ I treten schnell und heftig auf, bis zur Bewusstlosigkeit.

Grundsätzlich tritt es im unentdeckten Krankheitsstadium häufiger bei Diabetikern Typ I als bei Typ II auf, da sich die erste Form schneller entwickelt und die Symptome deutlich heftiger ausgeprägt sind. Beim Typ II ist der Krankheitsverlauf eher schleichend, weswegen andere Symptome meist schon zu einem Arztbesuch und damit zum Beginn der Behandlung führen, bevor eine Bewusstlosigkeit einsetzt.

Allerdings können auch Diabetiker, die sich in Behandlung befinden, bewusstlos werden. Die Ursachen sind meist mangelnde eigene Kontrolluntersuchungen, Nachlässigkeit bei der Ernährung oder ein Unterschätzen der Krankheit.

Bewusstlosigkeit oder Koma bei Diabetes kann zwei verschiedene Ursachen haben.

Diabetische Ketoazidose

Der Körper braucht Energie, und wenn die Glukose den Zellen nicht in ausreichendem Maße zur Verfügung steht, müssen die Fettreserven in Energie umgewandelt werden. Bei diesen Prozessen entstehen Fettsäuren. Normalerweise würden diese wiederum zu den bereits erwähnten Ketonkörpern abgebaut. Die großen Mengen an Fettsäuren führen jedoch dazu, dass der Körper den Abbau nicht mehr vollständig schafft und das Blut übersäuert. Diese Übersäuerung, auch Ketoazidose genannt, kann zu einem diabetischen Koma führen und ist lebensgefährlich. Es gibt jedoch einige Anzeichen, die auf eine bevorstehende Übersäuerung hinweisen:

- Starke Übelkeit mit Erbrechen
- Bauchschmerzen
- Acetongeruch der Atemluft (ähnlicher Geruch wie Nagellackentferner)
- Tiefes Atmen
- Starke Müdigkeit
- Durst
- Häufiges Wasserlassen
- Schwächegefühl

Den Keton-Gehalt des Urins können Sie übrigens mit einem entsprechenden Teststreifen aus der Apotheke überprüfen, falls Sie einige der oben genannten Anzeichen bei sich entdecken. Das ist jedoch nur ratsam für Betroffene, bei denen Diabetes bereits diagnostiziert wurde und die dementsprechend wissen, welche Maßnahmen sie nun ergreifen sollten (mehr dazu im Kapitel „Mögliche Folgeerkrankungen", s. S. 105). Für alle anderen ist der Gang zum Arzt inklusive umfangreicher Blutuntersuchung jetzt der richtige Weg.

Hyperosmolares Koma

Von dieser Form des Komas sind meist Diabetiker vom Typ II betroffen, die sich in Bezug auf ihre Insulinproduktion in einer Art Zwischenstadium befinden: Die Bauchspeicheldrüse stellt noch genug Insulin her, um dafür zu sorgen, dass nicht zu viel Fett abgebaut und in Energie verwandelt wird. Der Insulingehalt ist aber bereits so niedrig, dass die Leber verstärkt Glycogen in Glukose verwandelt, weswegen die Glukosemenge im Blut stark erhöht ist. Zusätzlich wird weiterhin Glukose über die Nahrung zugeführt. Das Blut ist also nicht übersäuert, und im Urin können auch keine Ketonkörper nachgewiesen werden.

Jetzt beginnt der Körper damit, Glukose über den Urin auszuscheiden und dem Körper dafür Wasser zu entziehen. Der Durst kommt. Wenn der Betroffene jetzt nicht damit beginnt, den Flüssigkeitsverlust durch andauerndes Trinken auszugleichen, dehydriert er, der Körper trocknet aus. Eventuelles Erbrechen verstärkt diesen Effekt noch. Die ausgetrockneten Zellen sind in ihrer Funktionsfähigkeit eingeschränkt und reagieren noch schlechter auf die Insulinreize. Der Blutzuckerspiegel steigt weiter, und dieser Kreislauf führt durch die Dehydratation zu Bewusstlosigkeit oder Koma, unbehandelt sogar zum Tod.

Auch hoher Wasserverlust bei unbehandeltem Diabetes Typ II kann zu einem Koma führen.

INFO

DIABETES – PLÖTZLICH ODER SCHLEICHEND?

Neben dem Alter ist die Heftigkeit der auftretenden Symptome der nächste wichtige Hinweis, um Diabetes Typ I und Typ II voneinander zu unterscheiden. Während Typ I fast immer sehr plötzlich mit starken Symptomen auftritt, beginnt Typ II i. d. R. schleichend. Die ersten Symptome sind schwach ausgeprägt und werden leicht übersehen oder fehlinterpretiert.

Ausgelöst wird dieser Mechanismus häufig durch weitere Krankheiten, die für sich genommen i. d. R. nicht schlimm sind, etwa Infektionen oder Magen-Darm-Erkrankungen, die einen erhöhten Flüssigkeitsbedarf mit sich bringen. Die akute Behandlung zielt darauf ab, dem Körper im ersten Schritt genug Flüssigkeit und Elektrolyte, also in Wasser aufgelöste Mineralstoffe, zuzuführen. Erst im zweiten Schritt erfolgen weitere Maßnahmen wie eine künstliche Insulinzufuhr.

Peter G. (57) hatte die nasse Badehose in Verdacht. „Ich musste andauernd zur Toilette", erzählt der Lkw-Fahrer aus Rostock. „Natürlich dachte ich an eine Blasenentzündung." Der ungewöhnliche Durst, den Peter G. entwickelte, fiel ihm nicht auf. „Meine Frau hatte mir geraten, wegen der vermeintlichen Blasenentzündung viel zu trinken." Auch die zunehmende Müdigkeit schob er auf den Infekt. Als Peter G. schließlich doch zum Arzt ging, weil sich die vermeintliche Blasenentzündung nicht besserte, war die Diagnose schnell klar: Diabetes mellitus Typ II. „Es muss schon seit Jahren in meinem Körper gesteckt haben", sagt Peter G., „Ich wusste, dass ich zu einer Risikogruppe gehöre. Ich bin viel zu dick und mein LDL-Cholesterin-Wert ist auch zu hoch, aber man denkt ja immer, dass es nur die anderen trifft."

Diagnosekriterien im Überblick

Viele Symptome sind bei Diabetes Typ I und Typ II ähnlich. Generell gilt jedoch, dass die Ausprägung und die Geschwindigkeit des Auftretens unterschiedlich sind. Beim Typ I erfolgt der Krankheitsausbruch meistens plötzlich, während Diabetes Typ II schleichend und oft jahrelang unbemerkt verläuft. Ein weiterer Unterschied ist der Zeitpunkt der Diagnose, die bei Typ I i. d. R. schon im Teenageralter erfolgt, während Typ-II-Diabetiker häufiger erst mit über 40 Jahren von ihrer Krankheit erfahren. Im Durchschnitt leiden sie zum Zeitpunkt der Diagnose bereits fünf bis acht Jahre lang an Diabetes. Außerdem sind sie im Gegensatz zu Betroffenen des Typ I fast immer übergewichtig.

Für alle diese Regeln gibt es natürlich Ausnahmen: Fettsüchtige Kinder, die bereits Diabetes Typ II ausgebildet haben, oder schlanke Menschen, die an der gleichen Krankheit leiden. Dennoch sind all diese Kriterien wichtige Hinweise für Ihren Arzt, um zu bestimmen, an welchem Diabetes-Typ Sie leiden. Dieses Verfahren, das Abgrenzen der Krankheiten voneinander, nennt sich Differentialdiagnostik. Die wichtigsten Punkte im Überblick:

■ TABELLE: TYP I UND TYP II VONEINANDER ABGRENZEN

Kriterien	Typ I	Typ II
Alter bei Diagnose	meist Kinder oder junge Erwachsene	mittleres bis höheres Erwachsenenalter
Art des Auftretens	mehr oder weniger akut	meist schleichend
Gewicht	eher normal	i. d. R. Übergewicht
Acetongeruch des Atems und Ketonkörper im Urin	häufig	selten
Insulinproduktion	vermindert oder fehlend	etwas weniger als normal oder höher
Insulinresistenz	gering	typisch
familiäre Häufung	vorhanden	stärker vorhanden als bei Typ I
bestimmte Merkmale der weißen Blutkörperchen	vorhanden	nicht vorhanden
Antikörper, die mit Diabetes in Zusammenhang stehen	bei Krankheitsausbruch 90 bis 95 Prozent	fehlen
Stoffwechsel	labil	stabil
Ansprechen auf Medikamente, die eine Insulinproduktion anregen	meist fehlend	zunächst meist gut
Insulintherapie	erforderlich	häufig erst nach Jahren notwendig
Symptome	vielfach Gewichtsverlust, verstärktes Wasserlassen, Durst, Müdigkeit	ähnliche Symptome, die aber deutlich schwächer auftreten, oft auch noch gar nicht vorhanden sind

35

Diagnose

Falls Sie bereits einige Diabetes-Symptome bei sich entdeckt haben oder laut dem Test der Deutschen Diabetes-Stiftung zu einer Risikogruppe gehören (s. S. 22), ist ein Gang zum Arzt unerlässlich. Denn von selbst wird ein möglicher Diabetes Typ I oder Typ II leider nicht wieder verschwinden. Je länger Sie aber mit einer Behandlung warten, desto größer ist die Wahrscheinlichkeit, dass Folgeschäden davongetragen werden. Außerdem können Sie den Verlauf des Diabetes mellitus Typ II deutlich abschwächen, indem Sie Ihre Lebensgewohnheiten umstellen. Dazu müssen Sie aber natürlich zunächst einmal wissen, ob Sie tatsächlich Diabetiker sind und wie Sie mit dieser Krankheit richtig umgehen.

Harnzuckertest

Auf den ersten Blick ist der Harnzuckertest eine ideale Diagnosemöglichkeit. Sie können den Teststreifen in der Apotheke kaufen und tauchen ihn zu Hause in den Urin. Eine entsprechende Verfärbung weist auf Zucker im Urin hin und damit auf Diabetes. Tatsächlich ist die Wahrscheinlichkeit, dass Sie Diabetes haben, extrem hoch, wenn der Test positiv ausfallen sollte. Auf der anderen Seite wiegt Sie ein negatives Testergebnis fälschlicherweise in Sicherheit. Denn Zucker wird erst dann über den Urin ausgeschieden, wenn die Konzentration im Blut sehr hoch geworden ist. Besonders für mögliche Diabetiker Typ II, bei denen sich die Krankheit langsam entwickelt, heißt das: Selbst wenn der Harnzuckertest negativ war, können Sie dennoch an Diabetes leiden, da es in den ersten Jahren der Krankheit nur selten zu einem Zuckerüberschuss dieser Größe kommt. Der Harnzuckertest ist also nicht geeignet, um Diabetes zu diagnostizieren, Ihrem Arzt kann er aber dabei helfen, das Stadium Ihrer Krankheit einzuschätzen.

INFO

DIAGNOSE SCHWANGER-SCHAFTSDIABETES

Der Schwangerschaftsdiabetes unterscheidet sich in einem wesentlichen Punkt von den anderen Diabetes-Formen: Er verläuft meistens symptomfrei. Entdeckt wird er i. d. R. durch Kontrolluntersuchungen. Erst im weiteren Verlauf fallen ungewöhnliche Werte auf, die in direktem Zusammenhang mit dem ungeborenen Kind stehen, etwa eine starke Zunahme der Fruchtwassermenge oder überdurchschnittliches Wachstum des Kindes. Sie müssen also unbedingt den Blutzuckerwert prüfen lassen, um mögliche Schäden von Ihrem Kind abzuwenden!

Das Gleiche gilt übrigens für den Nachweis von Ketonkörpern im Urin. Auch sie lassen sich erst feststellen, wenn der Körper vermehrt Fett abbaut, weil ihm nicht mehr genug Energie in Form von Glukose zur Verfügung gestellt wird. Diese Teststreifen werden daher nur von Diabetikern benutzt, die sich unwohl fühlen und eine falsche Einstellung ihres Blutzuckers absichern wollen.

Blutzucker-Bestimmung

Ihr Arzt wird zunächst Ihren Blutzuckerspiegel bestimmen. Dabei unterscheidet er zwischen dem Nüchternblutzuckertest, der morgens vor dem Frühstück durchgeführt wird, und einem Test zu einer beliebigen Tageszeit, der Gelegenheitsblutzuckertest heißt. Das Ergebnis liefert einen ersten Hinweis, ob der Zuckerstoffwechsel nicht richtig funktioniert.

Blutzuckerwerte

Ab einem Glukose-Wert von über 126 Milligramm pro Deziliter (mg/dl) im Nüchternblut geht man von einem Diabetes mellitus aus. Der Normalwert liegt unter 110 mg/dl. Zu einer beliebigen Tageszeit gilt eine Glukose-Konzentration von über 200 mg/dl als Alarmzeichen. Zur Absicherung macht Ihr Arzt den Test meist ein zweites Mal an einem anderen Tag. Liegen die Werte im Grenzbereich, wird als weitere Untersuchung der orale Glukosetoleranztest durchgeführt.

Oraler Glukosetoleranztest

Der orale Glukosetoleranztest kommt in drei Fällen zum Einsatz:

Mit dem oralen Glukosetoleranztest werden sogar leichte Störungen des Zuckerstoffwechsels erkannt.

1. Die Blutzuckerwerte liegen im Grenzbereich. Ihr Arzt kann durch sie sicher bestimmen, ob ein Diabetes mellitus vorliegt.

2. Die Ergebnisse der Blutzuckeruntersuchung möchte er mit dem oralen Glukosetoleranztest absichern.

3. Der Test wird auch bei Risikopatienten durchgeführt, die noch keine Symptome zeigen. Denn nur der orale Glukosetoleranztest zeigt, wie Ihr Blutzuckerspiegel bei Mahlzeiten steigt und wieder sinkt, bzw., ob in diesem Rhythmus Störungen zu erkennen sind.

Und so funktioniert der Test:

- Sie ernähren sich einige Tage lang kohlenhydratreich, damit Ihr Körper sich nicht im Hungerzustand befindet. Auf keinen Fall eine Diät machen!
- Sie gehen morgens zum Arzt, nüchtern, also zwölf Stunden nach der letzten Mahlzeit, i. d. R. morgens ohne Frühstück. Ihr Arzt misst als erstes den Blutzuckerspiegel.
- Jetzt müssen Sie eine konzentrierte Traubenzucker-Lösung (Glukose-Lösung) trinken.
- Während der Wartezeit dürfen Sie sich körperlich nicht anstrengen, nicht rauchen und natürlich nichts essen.
- Zwei Stunden später misst der Arzt erneut den Blutzuckerspiegel. Liegt der Zuckerwert über 200 mg / dl, ist dies ein Anzeichen für Diabetes mellitus. Denn normalerweise hätte das Insulin in diesem Zeitrahmen bereits dafür sorgen müssen, dass der Blutzucker weiter sinkt. Bei einem Glukosespiegel zwischen 140 und 200 mg / dl, spricht man von einer gestörten Glukosetoleranz.

Nach der Diabetes-Diagnose überprüfen verschiedene Fachärzte, ob bereits Folgeschäden vorliegen.

Weitere Untersuchungen

Steht die Diagnose Diabetes mellitus fest, sind weitere Untersuchungen empfehlenswert, um das Ausmaß der Krankheit näher zu bestimmen. Dazu gehören u. a. das Ermitteln verschiedener Blutwerte, etwa Autoantikörper, die ein Hinweis auf Typ I wären, und der Blutfettwerte. Auch der Blutdruck wird gemessen. Im weiteren Verlauf wird Ihr Arzt Sie an Kollegen verschiedener Fachgebiete überweisen, um mögliche Folgeschäden feststellen zu lassen, etwa zur Fußambulanz oder zu Augenuntersuchungen.

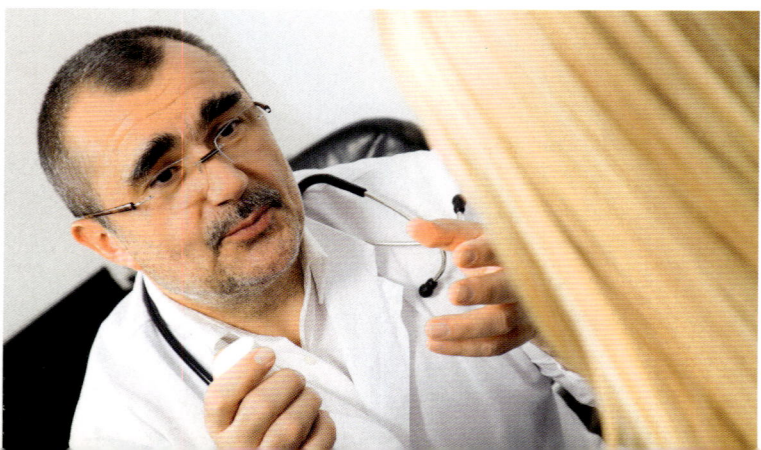

Gestörte Glukosetoleranz

Ein erhöhter Blutzuckerspiegel bedeutet nicht automatisch, dass Sie an Diabetes Typ II leiden. Bleibt er noch unter den Normwerten für Diabetes (Blutzuckerbestimmung Nüchternblutzucker 126 mg/dl, beim oralen Glukosetoleranztest unter 200 mg/dl), liegt aber oberhalb der Normalwerte, spricht man von einer „gestörten Glukosetoleranz".

Sie wird als Vorstufe des Diabetes Typ II bezeichnet, weil sich daraus häufig im Laufe der Jahre ein Diabetes entwickelt – das ist aber nicht zwangsläufig der Fall. Praktisch müssen Sie sich die Situation in Ihrem Körper so vorstellen: Der Kohlenhydratstoffwechsel funktioniert nicht mehr einwandfrei. Jetzt können Sie ihn entweder unterstützen und größere Belastungen von ihm fernhalten, dann ist die Chance groß, dass Sie noch viele Jahre oder sogar Ihr ganzes Leben lang keine Beschwerden haben werden. Alternativ nehmen Sie keine Rücksicht auf Ihren Stoffwechsel und gehen das Risiko ein, dass dieses komplexe System überlastet wird und ganz zusammenbricht. Nun müssen Sie entscheiden: Fahren Sie immer auf Hochtouren, oder schalten Sie sicherheitshalber einen Gang runter? Übrigens erhöht bereits die gestörte Glukosetoleranz das Risiko für Folgeerkrankungen. Studien legen den Schluss nahe, dass etwa 30 Prozent der Herzinfarkt-Patienten an einer gestörten Glukosetoleranz leiden, die bislang noch nicht entdeckt wurde. Für Sie heißt das zweierlei:

1. Nehmen Sie unbedingt die Vorsorgeuntersuchungen ab dem 35. Lebensjahr wahr, v. a., wenn Sie zu einer Risikogruppe gehören.

2. Wurde bereits eine gestörte Glukosetoleranz diagnostiziert, halten Sie sich an die Empfehlungen in dem Kapitel „Selbst aktiv werden" (s. S. 63). Dazu gehören in erster Linie eine gesunde Ernährung, regelmäßige Bewegung und der Abbau von eventuellem Übergewicht.

(s. S. 63)

TIPP

WANN ZUM ARZT?

Sie denken, dass Sie vielleicht überreagieren und ein Arztbesuch gar nicht notwendig wäre? Sie möchten zunächst abwarten, ob die Symptome nicht von selbst besser werden? Mit solch einem Verhalten würden Sie ein erhebliches Gesundheitsrisiko eingehen! Lassen Sie sich also beim kleinsten Verdacht einen Termin geben, und nutzen Sie die Möglichkeit zur Vorsorgeuntersuchung der gesetzlichen Krankenkassen. Ab dem 35. Lebensjahr können sich deren Mitglieder alle zwei Jahre kostenlos ihren Blutzucker testen lassen.

Diabetes bei Kindern

Hilfe in der Familie

Diabetes Typ I wird meist in jungen Jahren entdeckt. Die Patienten sind im Durchschnitt zwischen zehn und 15 Jahre alt. Eine Insulinbehandlung können sie dementsprechend nicht alleine durchführen – die ganze Familie muss in die Behandlung einbezogen werden.

Besonderheiten der Insulintherapie

Grundsätzlich sieht die Therapie bei einem Kind nicht anders aus als bei einem Erwachsenen. Einem Zehnjährigen kann man die alleinige Verantwortung für seinen Stoffwechsel jedoch noch nicht übertragen. Gleichzeitig ist es wichtig, den Alltag so zu planen, dass Ihr Kind möglichst nicht in seinen Aktivitäten eingeschränkt wird. Ein kleiner Patient, der nachmittags zu Hause sitzt, während die anderen Kinder im Schwimmbad sind, wird bald psychosoziale Probleme zeigen.
Deswegen gilt:

- Als Eltern müssen Sie möglichst große zeitliche Flexibilität für die Betreuung mitbringen.
- Beziehen Sie weitere Betreuer wie Verwandte oder enge Freunde in das Behandlungskonzept ein. So kann die Oma einspringen, falls Sie mal länger arbeiten müssen.
- Gehen Sie gegenüber Ihrem Kind offen mit der Krankheit und den Risiken um. Erklären Sie von Anfang an, wie Insulinmengen berechnet werden und was Einfluss auf den Blutzucker hat. Nur so lernt Ihr Kind, selbst Verantwortung zu übernehmen.
- Sprechen Sie möglichst keine Verbote aus. Auch ein Diabetiker darf ein Eis im Schwimmbad essen, nur eben ein kleines und nicht jedes Mal. Das versteht jedes Kind, wenn Sie es ihm erklären.
- Beziehen Sie Ihr Kind in Notfallpläne ein. Es sollte immer Traubenzucker dabei haben!
- Nutzen Sie spezielle Angebote für Ihr Kind, die ihm dabei helfen, mit der Krankheit, Problemen und Stress umzugehen.

Das Wichtigste auf einen Blick

Wie stark unterscheiden sich die Symptome bei Diabetes Typ I und Typ II voneinander?

Trotz der unterschiedlichen Krankheitsursachen führen sowohl Diabetes Typ I als auch Diabetes Typ II dazu, dass der Blutzuckerspiegel erhöht ist, während die Glukose in den Zellen fehlt. Die Symptome sind daher größtenteils die gleichen.

Verlaufen die beiden Diabetesformen anfangs gleich?

Nein, denn es gibt einen wesentlichen Unterschied. Typ-I-Diabetiker haben i. d. R. bereits großen Insulinmangel, weswegen die Symptome plötzlich und sehr heftig auftauchen, nicht selten kommt es zu Bewusstlosigkeit. Bei Typ II kann eine Verarbeitung des Zuckers teilweise noch erfolgen. Die Krankheit entwickelt sich daher schleichend und bleibt häufig jahrelang unbemerkt.

Was sind die wichtigsten Symptome?

Dazu zählen häufiges Wasserlassen, starker Durst, Juckreiz, Abgeschlagenheit und Müdigkeit, starker Gewichtsverlust, Acetongeruch der Atemluft, häufige Infekte und schlecht heilende Wunden, Wadenkrämpfe, Sehstörungen, Bewusstlosigkeit oder Koma. Falls Sie einige dieser Symptome bei sich bemerken, sollten Sie unbedingt einen Arzt konsultieren und sich direkt Gewissheit über ihren Gesundheitszustand verschaffen.

Wie wird die Diagnose gestellt?

Im Wesentlichen über drei Wege: In einem ausführlichen Gespräch (Anamnese) klärt Ihr Arzt mögliche familiäre Vorbelastungen ab, fragt nach Ihrer Lebensweise und Symptomen. Dann nimmt er Ihnen Blut ab und kontrolliert, ob der Zuckerspiegel erhöht ist. Der Test wird häufig zur Kontrolle am darauffolgenden Tag wiederholt. Falls das Ergebnis nicht eindeutig ist, führt er einen oralen Glukosetoleranztest durch. Dabei trinken Sie eine Zuckerlösung, und Ihr Arzt überprüft in Abständen, wie sich der Blutzuckerspiegel verändert.

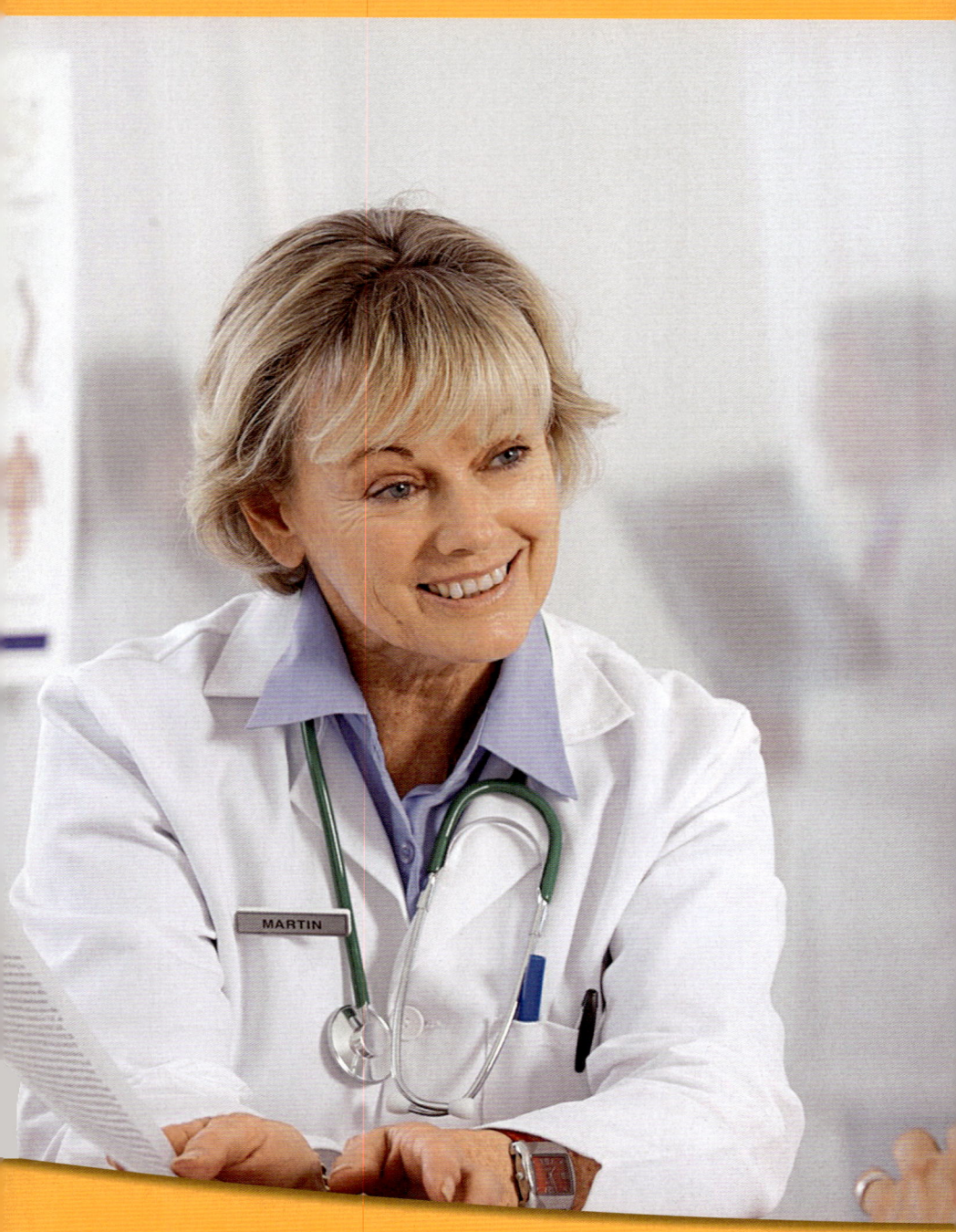

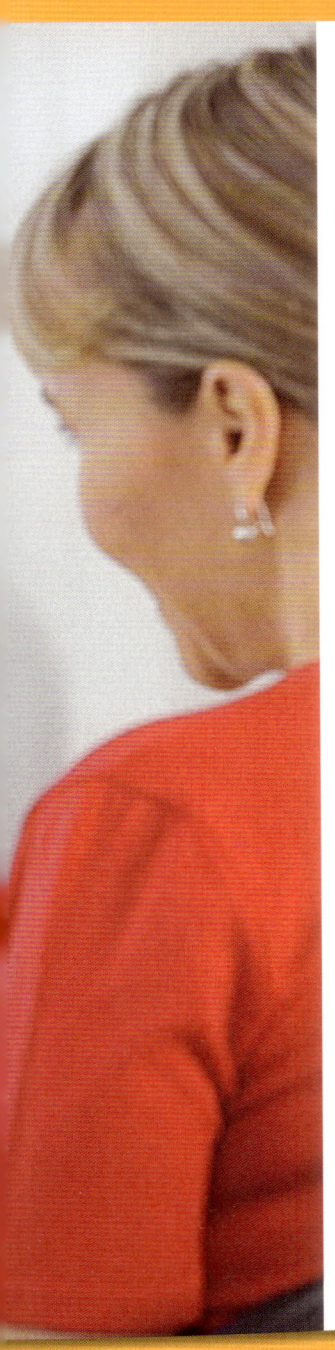

Diabetes-Behandlung durch den Arzt

Diabetes ist eine chronische Krankheit, die Sie ein Leben lang begleitet. Die Behandlung muss daher unter strenger ärztlicher Aufsicht erfolgen. Das folgende Kapitel zeigt Ihnen die verschiedenen Behandlungskonzepte von Typ-I- und Typ-II-Diabetikern.

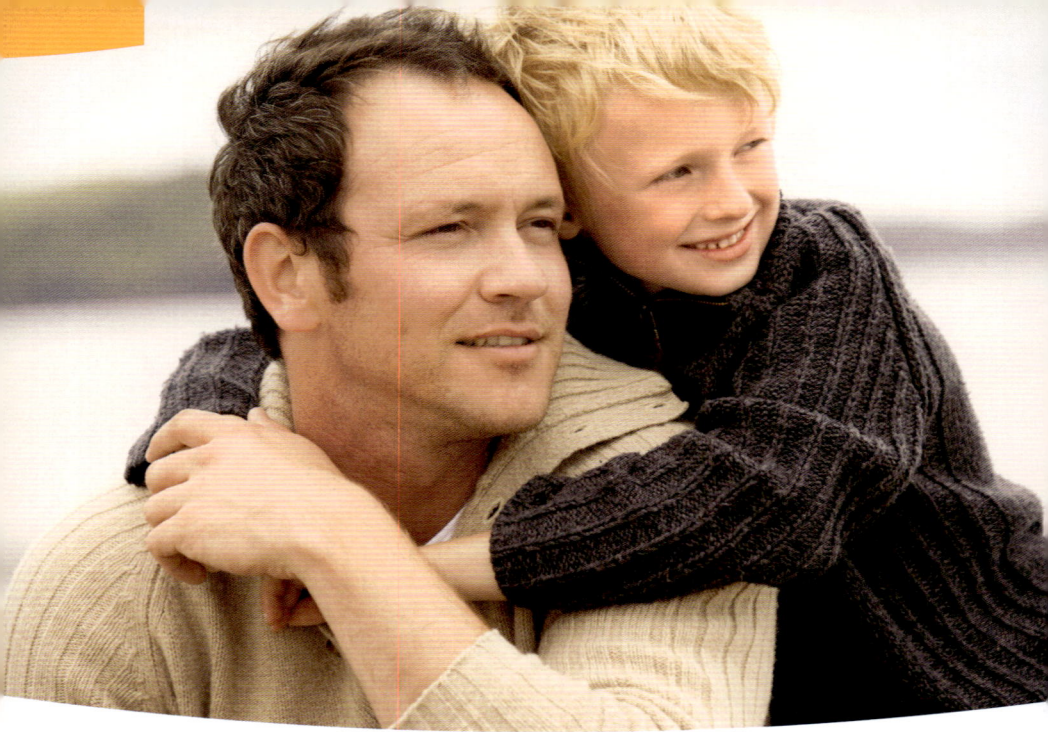

Leben mit der Diagnose

Die Diagnose Diabetes mellitus ist für die Betroffenen zunächst einmal mit großer Unsicherheit verbunden. Was bedeutet das für mein Leben? Muss ich mir jetzt täglich Insulin spritzen? Darf ich keine Schokolade mehr essen? Was die Diagnose Diabetes genau für Ihren Alltag heißt, hängt davon ab, ob Sie Diabetes Typ I oder Typ II haben. Bei Typ II stellt sich außerdem die Frage, wie stark die Insulinresistenz fortgeschritten ist bzw. ob die Bauchspeicheldrüse bereits Leistungseinbußen zeigt.

Die individuellen Unterschiede der Diabetiker führen dazu, dass auch das Behandlungskonzept an Ihre persönlichen Umstände angepasst werden muss. Gleichzeitig ist es enorm wichtig, den Blutzuckerspiegel von nun an im Griff zu behalten, um Folgeschäden zu vermeiden. Einige Kontrollen werden Sie selbst durchführen müssen, und Sie dürfen Ihren Diabetes in keiner Situation vernachlässigen, sei es beim Sport oder beim Essen gehen. Ab jetzt gehört Diabetes zu Ihrem Leben.

Ärztliche Versorgung

Festgestellt wurde Diabetes vermutlich von Ihrem Hausarzt, und den sollten Sie auch weiterhin über alle wichtigen Behandlungsschritte informieren. Schließlich ist er auch weiterhin der erste Ansprechpartner, falls Sie beispielsweise einen gewöhnlichen grippalen Infekt bekommen. Grundsätzlich muss die medizinische Betreuung bei Diabetes allerdings breiter aufgestellt werden, denn um diese sehr komplexe Krankheit müssen sich Spezialisten kümmern.

Diabetologe

Die Deutsche Diabetes-Gesellschaft hat bereits 1995 die Fortbildungsmöglichkeit zum „Diabetologen" eingeführt. Wahrnehmen können sie nur bestimmte Ärzte-Gruppen: Ärzte für Innere Medizin, Kinderärzte, teilweise auch Allgemeinmediziner und Gynäkologen. Sie absolvieren ein umfangreiches Fortbildungsprogramm, das auch praktische Schulungen einschließt. Im ersten Schritt sollten Sie sich also von Ihrem Hausarzt einen Diabetologen empfehlen lassen.

Diabetes-Schwerpunktpraxen

Eine noch bessere Wahl wäre eine Diabetes-Schwerpunktpraxis, vorausgesetzt, es liegt eine in Ihrem näheren Umkreis. Dabei handelt es sich um Praxen oder Kliniken, die ein besonderes Angebot nach fest gelegten Kriterien der Deutschen Diabetes-Gesellschaft haben. Dort erfolgt eine Rundum-Betreuung der Diabetes-Patienten.

Das beginnt mit einem Schulungsangebot, das von Diabetesberatern durchgeführt wird, und reicht bis zur Zusammenarbeit mit fachmedizinischen Praxen, in denen Orthopädieschuhmacher spezielles Schuhwerk anfertigen, falls es zu Verformungen durch das diabetische Fußsyndrom kommt (lesen Sie mehr dazu auf Seite 116). In Schwerpunkt-Praxen arbeiten neben Diabetologen für die medizinische Versorgung auch Psychologen, die speziell für diesen Bereich geschult wurden. Sie können Ihnen weiterhelfen, wenn Sie z. B. Schwierigkeiten damit haben, Ihre Lebensumstände der Krankheit anzupassen.

Diabetes-Schulungen

Zu Beginn der Behandlung sollten Sie eine Diabetes-Schulung besuchen. Wahrscheinlich wird Sie Ihr Arzt selbst darauf hinweisen, sonst fragen Sie bitte nach. Die Schulung ist sehr wichtig, weil Sie alles Notwendige über den Umgang mit Ihrer Krankheit erfahren. Das sind die wichtigsten Schulungsinhalte:

- Wesen und Ursache von Diabetes Typ I oder Typ II
- Behandlungsziele
- richtige Ernährung, besonders der Umgang mit Kohlenhydraten
- Selbstkontrolle des Blutzuckers
- ggf. Insulintherapie, inklusive Spritztechnik
- Selbstanpassung der Insulindosis
- Verhalten bei Notfällen
- Diabetes und andere Erkrankungen
- Diabetes auf Reisen
- Sport und Diabetes
- Spätfolgen und ihre Früherkennung
- Diabetes-Gesundheitspass
- soziale Hilfen und Kontakte

TIPP

DIABETES-GESUNDHEITSPASS

Die Ergebnisse der letzten Blutzickerunter-suchung, Termine für die nächste Kontrolle – all das können Sie natürlich nicht im Kopf behalten. Deswegen wurde der Diabetes-Gesundheitspass entwickelt. Hier tragen Sie alle Ergebnisse ein. So behalten Sie selbst den Überblick, Fachärzte können sich untereinander besser austauschen, und nach einem Umzug legen Sie den Pass einfach Ihrem neuen Diabetologen vor.

„Ich habe ziemlich große Angst bekommen, als mein Arzt mir die Diagnose Diabetes Typ II gestellt hat", erzählt Katharina B. (43). „Ich wohne in Niedersachsen auf dem Land und bin alleinerziehend mit drei Kindern. Ich konnte mir gar nicht vorstellen, wie ich den Alltag mit einer chronischen Krankheit bewältigen sollte. Die Schulung hat mir sehr geholfen. Natürlich muss ich mich täglich mit dem Diabetes beschäftigen und häufig den Blutzucker messen, aber durch die Schulung sind die Anforderungen und Risiken für mich einschätzbar geworden. Sobald ich wusste, was ich zu tun hatte, konnte ich es auch anpacken. Angst entsteht doch nur aus Unwissenheit."

46

Neues aus der Forschung

Bei Studien stellen Mediziner immer wieder neue Zusammenhänge zwischen Ernährung und verschiedenen Krankheiten fest. Hier sind einige Ergebnisse zusammengefasst, die für Sie als Diabetiker von Bedeutung sind:

1. Das Risiko, eine Herz-Kreislauf-Erkrankung zu bekommen, ist bei Typ-II-Diabetikern mit Vitamin-D-Mangel fast doppelt so hoch wie bei gesunden Menschen.

2. Es gibt Anhaltspunkte dafür, dass Koffein dazu beiträgt, bei Typ-II-Diabetikern den Blutzuckerspiegel nach dem Essen zusätzlich ansteigen zu lassen. Details kennen die Mediziner noch nicht, weswegen sie keine Angaben zur erlaubten Menge machen können. Sie raten daher, den Kaffeekonsum nicht zu übertreiben. Versuchen Sie doch, es beim Morgenkaffee zu belassen.

3. Eiweiß, das der Fisch Kabeljau enthält, kann die Insulin-Sensitivität der Zellen bei Diabetikern Typ II verbessern. Das würde bedeuten, dass die Glukose wieder leichter in die Zellen gelangt. Wie stark dieser Effekt ist, ist allerdings noch unbekannt. Regelmäßiger Kabeljau-Verzehr ist auf jeden Fall empfehlenswert.

4. Menschen, die mindestens einmal täglich Diät-Limonade trinken, haben mit 67 Prozent ein deutlich höheres Risiko, Diabetes Typ II zu bekommen. Das hat eine Beobachtungsstudie der University of Texas ergeben. Ob die Diät-Limonade selbst einen konkreten Einfluss hat oder ob die Lebensweise von Diät-Limonade-Trinkern an diesem Ergebnis schuld ist, wissen die Forscher allerdings noch nicht.

5. Es gibt Hinweise darauf, dass der tägliche Konsum von Eiern das Risiko erhöht, Diabetes Typ II zu bekommen und zwar unabhängig von den übrigen Risikofaktoren. Patienten mit gestörter Glukosetoleranz sollten den Konsum also besser einschränken oder sogar auf Eier bzw. Produkte, die Eier enthalten, verzichten.

Zwei Krankheiten, zwei Konzepte

Sowohl bei Diabetes Typ I als auch bei Typ II ist das Ergebnis unterm Strich dasselbe: Der Blutzucker ist zu hoch. Dieser Fehler im Glukose-Stoffwechsel hat jedoch verschiedene Ursachen, deswegen unterscheiden sich auch die Behandlungskonzepte voneinander.

Konzept Diabetes mellitus Typ I
Bei Typ-I-Diabetikern produziert die Bauchspeicheldrüse das Insulin gar nicht mehr oder nur in sehr geringen Mengen. Der wichtigste Teil der Behandlung besteht daher von Anfang an im Ersatz des fehlenden Insulins, das mehrmals täglich zugeführt werden muss. Die erforderliche Dosis richtet sich nach dem aktuellen Blutzucker, der Menge der zugeführten Kohlenhydrate und nach der geplanten körperlichen Bewegung. Das dafür notwendige Hintergrundwissen bekommen Sie in speziellen Kursen. Übrigens können sich auch Ihre Angehörigen weiterbilden. Das ist natürlich wichtig für Eltern mit Kindern, die an Diabetes erkrankt sind, aber auch Partner oder ältere Kinder sollten sich auskennen, falls eine Notfallsituation eintritt.

Konzept Diabetes mellitus Typ II
Der Ansatz beim Typ II ist ein grundsätzlich anderer, denn bei den meisten Diabetikern arbeitet die Bauchspeicheldrüse zum Zeitpunkt der Diagnose noch. Es geht also darum, die Insulinakzeptanz der Zellen zu verbessern, den Blutzuckerspiegel auf natürliche Weise zu senken und den Stoffwechsel nicht unnötig zu belasten. Werden all diese Ziele erreicht, kann auf zusätzliches Insulin lange Zeit oder sogar auf Dauer verzichtet werden. Im Vordergrund steht daher eine Umstellung der Lebensweise. Das beginnt mit einer ausgewogenen Ernährung. Fast immer kommt eine Reduktion von Übergewicht hinzu. Diabetiker Typ II müssen sich außerdem regelmäßig bewegen und auf Alkohol und Nikotin weitestgehend verzichten. Mit diesen Maßnahmen können Sie, abhängig vom Stadium Ihrer Krankheit, häufig jahrelang gut leben, ohne dass eine medikamentöse Behandlung notwendig wäre. Lässt sich der Blutzucker auf diese Weise nicht mehr niedrig genug halten, wird Ihr Arzt i. d. R. zunächst sogenannte Antidiabetika verschreiben. Das sind Tabletten, die den Blutzucker senken. Erst wenn auch diese Therapieform nicht mehr ausreichend anschlägt, bekommen Sie zusätzlich Insulin.

Antidiabetika für Diabetiker Typ II

Bei Diabetikern geht es um zwei Aspekte. Zum einen muss sicher gestellt sein, dass genug Glukose in die Zellen gelangt, damit sie dem Körper dort als Energie zur Verfügung stehen. Zum anderen darf der Blutzuckerspiegel nicht zu hoch sein, weil es sonst auf lange Sicht zu Folgeschäden kommt, etwa an den Gefäßen. Bei einer medikamentösen Therapie verabreicht Ihnen Ihr Arzt sogenannte Antidiabetika.

Grundsätzlich gibt es drei Gruppen von Antidiabetika, deren Wirkungsweise sehr unterschiedlich ist:

1. Medikamente (Alpha-Glukosidasehemmer), die dafür sorgen, dass die Kohlenhydrate im Darm langsamer verarbeitet werden.

2. Andere Präparate (Sulfonylharnstoffe, Glinide, Inkretinverstärker und Exenatide) regen die Insulinproduktion der Bauchspeicheldrüse an.

3. Die letzte Gruppe (Glitanzone, Biguanide) sorgt dafür, dass die Zellen besser auf das vorhandene Insulin ansprechen.

> ▌ INFO
> ## GANZHEITLICHE BEHANDLUNG
>
> Diabetiker Typ II haben fast immer weitere gesundheitliche Probleme wie Bluthochdruck und erhöhte Blutfettwerte. Die Kombination aus diesen Erkrankungen erhöht das Risiko für Folgeschäden erheblich. Ihr Arzt wird daher nicht nur Ihren Diabetes behandeln, sondern das Gesamtbild betrachten und Ihnen ggf. weitere Medikamente verschreiben, beispielsweise gegen Bluthochdruck.

Die Insulintherapie

Bei Diabetes Typ I produziert die Bauchspeicheldrüse kein Insulin mehr, aber auch bei Typ II kommt es auf lange Sicht häufig zu Erschöpfungszuständen der Beta-Zellen. In beiden Fällen muss Insulin verabreicht werden. Leider ist es nicht möglich, Insulin in Tablettenform einzunehmen, denn Insulin ist ein Protein und würde von der Magensäure zerstört werden. Den betroffenen Patienten bleibt also nichts anderes übrig als das Insulin unter die Haut zu injizieren. Das Spritzen ist mit großen Ängsten verbunden, und daran ist nicht allein die Nadel schuld. Denn Sie als Patient müssen selbst Verantwortung übernehmen und Ihre Insulindosis bestimmen.

STUFENTHERAPIE

Beim Typ II erfolgt die Behandlung in drei Stufen, wobei die nächste Stufe nur erfolgt, wenn die vorherige nicht mehr anschlägt:

1. Veränderung von Ernährung und Lebensweise

2. Einnahme von Antidiabetika

3. Umstellung auf Insulintherapie

Nach den Kriterien:

- aktuelle Höhe des Blutzuckers
- bevorstehende Mahlzeit
- voraussichtliche Bewegung, also Energie-verbrauch

Allerdings klingt das Ganze komplizierter als es ist. Sie werden sich schnell zurecht finden, und die Insulindosis routiniert festlegen.

Normalinsulin (Altinsulin)

Früher wurde Insulin aus Tieren gewonnen und chemisch verändert, heute wird es vollständig chemisch hergestellt. Diese Entwicklung hat die Lebensqualität der Diabetiker deutlich verbessert, denn sie hat dazu geführt, dass es Insulinpräparate mit einer unterschiedlichen Wirkungsdauer gibt.

Normalinsulin, auch Altinsulin, entspricht sehr stark dem Insulin, das eine Bauchspeicheldrüse produziert. Es enthält keine Zusatzstoffe, die seine Wirkungsweise verzögern. Seine Arbeit nimmt es etwa 30 Minuten nach der Injektion unter die Haut auf, und am effektivsten ist es nach zwei Stunden. Insgesamt hält die Wirkung etwa vier bis sechs Stunden an, wobei eine höhere Dosis die Dauer beeinflusst. Normalinsulin muss dementsprechend eine halbe Stunde vor einer anstehenden Hauptmahlzeit gespritzt werden.

Schnellwirksame Insulinanaloga

Diese chemisch hergestellten Insulinpräparate wirken schneller als Normalinsulin und senken daher den Blutzuckerspiegel schneller. Sie müssen nur etwa zehn Minuten vor der Mahlzeit eingenommen werden und entfalten ihre größte Wirkung bereits nach einer Stunde.

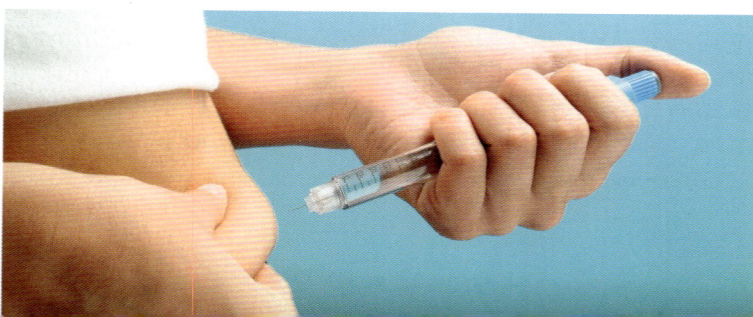

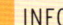

Verzögerungsinsulin (Intermediärinsulin)
Der Wirkungseintritt von Insulin kann durch Verbindungen mit den Substanzen Protamin, Zink, Surfen oder durch Verwendung von Proinsulin verzögert werden. Diese Insulinpräparate treten also später in die Stoffwechsel-Prozesse ein, bleiben aber deutlich länger aktiv. Besonders für Diabetiker Typ I, bei denen keine eigene Insulin-Produktion mehr vorliegt, bilden sie eine wichtige Basis der Insulinversorgung:

> **INFO**
> # INSULINEINHEITEN
> Beim Insulin kommt es nicht nur darauf an, wie viel in einer Spritze ist, auch die Intensität der Lösung ist wichtig. Angegeben wird Insulin in U, das ist eine internationale Abkürzung für Unit = Einheit. Unterschieden wird zwischen U40 und U100. Das bedeutet, in einem Milliliter Insulin sind entweder 40 oder 100 Einheiten Insulin.

NPH (Neutral Protamin Hagedorn)-Insulin nimmt die Arbeit etwa zwei Stunden nach Eintritt in die Blutbahn auf und hält acht bis zwölf Stunden an.

Zinkverzögerte Insuline (Lente-Insulin) haben eine Wirkdauer von zwölf bis 36 Stunden. Meist müssen sie nur einmal täglich gespritzt werden, um den Basisbedarf zu sichern. Sie sind aber auch entsprechend unflexibel.

Surfen-Insuline werden nur noch selten verwendet, weil sich an den Einstichstellen häufig das Fettgewebe zurückbildet.

Glargin-Insulin gehört zu den Insulin-analoga und wurde erst vor wenigen Jahren entwickelt. Seine Wirkung hält 16 bis 30 Stunden an.

> **INFO**
> # INSULIN UND INSULINANALOGA
> Unter Insulinanaloga versteht man Insulin-präparate, die künstlich mit gentechnischen Mitteln hergestellt werden. Im Gegensatz dazu baut normales Insulin auf tierischem Insulin auf und wird chemisch so verändert, dass es menschlichem Insulin entspricht.

Mischinsulin
Für Mischinsuline wird Normalinsulin mit NPH-Verzögerungsinsulin kombiniert. Das Mischverhältnis wird dabei auf die individuellen Bedürfnisse des Diabetikers abgestimmt. Mischinsuline eignen sich besonders gut für Patienten, die sich mit dem aktuellen Insulin-Bedarf ihres Körpers nicht auseinandersetzen können oder wollen. Flexibilität ist mit der alleinigen Injektion von Mischinsulinen allerdings nicht möglich.

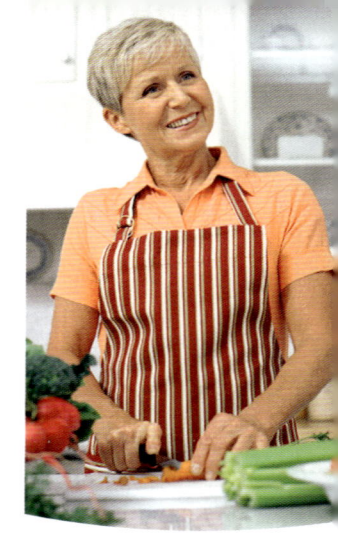

Konventionelle Insulintherapie

Die konventionelle Insulintherapie ist in der Anwendung sehr einfach. Der Diabetiker bekommt entweder ausschließlich Verzögerungsinsulin oder ein Mischinsulin. Typisch wäre es, dieses Präparat dreimal täglich vor den Mahlzeiten zu spritzen. Der Aufwand ist also gering, und eine ständige Messung des Blutzuckerspiegels nicht nötig. Das klingt zunächst einmal einfach. Die konventionelle Insulintherapie bedeutet aber auch, dass Sie Ihren Tagesablauf starr dem Insulin anpassen müssen und nicht umgekehrt. Die Mahlzeiten werden zu festen Tageszeiten eingenommen. Bewegung oder andere Aktivitäten müssen komplett im Voraus geplant werden, und damit der Blutzuckerspiegel zwischendurch nicht zu stark sinkt, sind kleinere Snacks notwendig, die ebenfalls von der Uhrzeit her exakt abgestimmt werden müssen.

Die konventionelle Insulintherapie wird daher hauptsächlich bei Menschen eingesetzt, die sich nicht selbst versorgen können, etwa Senioren im Pflegeheim. Außerdem kann ein Verzögerungsinsulin, auch Langzeit-Insulin genannt, bei Typ-II-Diabetikern die sonstige Therapie mit Antidiabetika ergänzen. Wächst der Insulinbedarf, ist jedoch auch hier eine andere Therapieform angesagt, nämlich die intensivierte Insulintherapie.

Intensivierte Insulintherapie

Eine gesunde Bauchspeicheldrüse produziert selbst außerhalb der Mahlzeiten eine geringe Menge Insulin. Das ist notwendig, damit die Zellen Zucker aufnehmen können, auch wenn wir gerade nichts gegessen haben. Außerdem wird die Leber durch das Insulin zur Glukose-Produktion angeregt. Nehmen wir Nahrung zu uns, steigt die Insulinausschüttung sprunghaft an. Auf diesem Prinzip baut die intensivierte Insulintherapie auf, das Konzept nennt sich Basis-Bolus. Bolus stammt von dem griechischen Wort Bolos (Klumpen) ab und bezeichnet in der Medizin die Gabe von Medikamenten, mit denen eine schnelle Wirkung erreicht werden soll.

Die Basis-Versorgung wird wiederum mit einem Verzögerungs-Insulin abgedeckt, das zwei- bis dreimal täglich injiziert wird. Zusätzlich spritzt sich der Diabetiker zu den Mahlzeiten ein schnell wirksames Insulin als Bolus. Er richtet die Insulin-Dosis also nach seinen Bedürfnissen und muss nicht – wie bei der konventionellen Therapie – seinen Tagesablauf dem Insulin anpassen. Die intensivierte Insulin-Therapie ist heute der Standard für Diabetiker Typ I und für Diabetiker Typ II, bei denen die Bauchspeicheldrüse durch Überlastung die Insulin-Produktion fast oder vollständig eingestellt hat.

Diese Therapieform bringt es allerdings mit sich, dass Sie häufiger zur Spritze greifen müssen, außerdem liegt es in der Verantwortung des Diabetikers, permanent den Blutzuckerspiegel zu kontrollieren und die Insulin-Dosis entsprechend anzupassen. Durch ausführliche Schulungen werden Sie aber auf diese Aufgabe vorbereitet – und müssen sich trotz Diabetes kaum einschränken.

Insulininjektionen

Insulin kann leider nicht oral über Tabletten eingenommen werden, weil die Magensäure das Protein zerstören würde. Über kurz oder lang wird es vermutlich Insulin-Inhalatoren geben, mit denen das Insulin eingeatmet und über die Schleimhäute direkt in den Körper geschleust werden kann. Derzeit gilt diese Methode aber noch nicht als zuverlässig genug. Sie müssen sich das erforderliche Insulin also unter die Haut spritzen. Dafür gibt es drei verschiedene Wege.

Einmalspritzen sind der Klassiker. Sie werden wie jede Spritze aufgezogen, wobei Sie die Insulinmenge an der aufgedruckten Messskala bestimmen. Nach einmaligem Gebrauch wird die Spritze entsorgt. Verwendet werden sie allerdings nur noch von wenigen

> **INFO**
>
> # INSULINVORRÄTE
>
> Das Insulin ist ein Eiweiß, das bei starken Temperaturunterschieden seine Wirksamkeit verliert. Ihre Vorräte gehören daher in den Kühlschrank, eine Temperatur von vier bis acht Grad Celsius wäre optimal. Angebrochene Ampullen können Sie tagsüber problemlos mit sich führen, nur bitte nie der prallen Sonne aussetzen oder im aufgeheizten Auto liegen lassen.

DAS SPRITZEN

Das Insulin muss ins Unterhautfettgewebe gespritzt werden, es darf nicht direkt in die Muskeln gelangen, weil es dort seine Wirkung zu schnell entfaltet. Gute Regionen zum Spritzen sind also Bauch und Oberschenkel. Falls Sie schlank sind, schieben Sie mit der einen Hand eine Hautfalte auf. Achten Sie bitte unbedingt darauf, die Einstichstelle zu wechseln, sonst kann es zu Verhärtungen des Gewebes kommen.

Diabetikern, da die Handhabung des Pens (s. u.) einfacher ist. Außerdem haben viele Patienten Hemmungen, eine klassische Spritze selbst zu benutzen.

Insulinpens haben Einmalspritzen größtenteils abgelöst. Sie sehen aus wie ein etwas dickerer Kugelschreiber und befördern das Insulin mit einem einfachen Klick ins Blut, nach der Einstellung der Dosierung, versteht sich. Sie erfolgt über einen Drehknopf. Der Pen ist also praktisch, unauffällig und genauso zuverlässig wie eine Spritze. Sie müssen lediglich die Kanüle regelmäßig austauschen. Das Insulin füllen Sie über eine Patrone in den Pen, auch sie kann leicht ausgewechselt werden, sobald sie leer ist. Falls Ihnen das zu aufwendig sein sollte, können Sie Pens in Fertigsets mit Patronen benutzen.

Insulinpumpen klingen danach, als würde Ihnen ein Gerät die Denkarbeit abnehmen. Das ist aber nicht der Fall. Denn die Einstellung solch einer Pumpe müssen Sie selbst programmieren. Die Pumpen werden direkt am Körper getragen und haben etwa die Größe einer Zigarettenschachtel. Sie geben permanent eine geringe Menge Insulin ins Blut ab, was jederzeit reguliert werden kann. Praktisch sind sie v. a. für Menschen, die sich eine noch größere Flexibilität wünschen, weil die Menge des lang anhaltenden Insulins weiter reduziert werden kann. Leider gibt es noch keine Pumpen, die selbstständig den Blutzucker messen und die Insulinmenge anpassen.

Insulin und Ernährung

Die Insulinmenge, die Sie letztlich benötigen, hängt von drei verschiedenen Voraussetzungen ab:

Für die Insulin-Dosis müssen Sie genau berechnen, wie viele Kohlenhydrate jede Mahlzeit enthält.

- den individuellen körperlichen Gegebenheiten: Erfolgt noch eine eigene Produktion der Bauchspeicheldrüse? Wie stark ist die Insulinresistenz bei Typ II ausgebildet? Und so weiter.
- Menge und Zusammensetzung der Nahrung
- geplante körperliche Aktivitäten

Das klingt komplizierter als es ist. In Ihrer Diabetiker-Schulung wird genau erklärt, wie dieses System funktioniert. Außerdem können Sie jederzeit Ihren Diabetologen um Rat fragen. Er wird auch die individuellen körperlichen Voraussetzungen beurteilen und daraus die Insulinmenge festlegen, die Sie für eine bestimmte Menge Kohlenhydrate brauchen. Diese Portionsgröße nennt sich persönlicher BE-Faktor.

INFO

DER SPRITZ-ESS-ABSTAND

Schnell wirksames Insulin müssen Sie kurz vor einer Mahlzeit spritzen, damit es seine Wirkung zum richtigen Zeitpunkt entfalten kann. Der Zeitpunkt hängt von der Art des Insulins ab und beträgt meist zehn bis 15 Minuten. Das ist der Spritz-Ess-Abstand.

BE ist eine Abkürzung für Broteinheit. Und damit wären wir auch schon bei der Berechnung der Mahlzeiten. Dafür sind natürlich nur die enthaltenen Kohlenhydrate relevant. Denn das Insulin regelt ja Ihren Zuckerspiegel. Für eine leichte Berechnung wurden die Broteinheiten eingeführt. Eine BE entspricht zwölf Gramm Kohlenhydraten. Würden Sie also 60 Gramm Kohlenhydrate zu sich nehmen, müssten Sie die Insulin-Menge Ihres persönlichen BE-Faktors mal fünf nehmen und hätten die Portionsgröße an Insulin, die Ihr Körper für diese Mahlzeit braucht.

Tatsächlich müssen Sie am Anfang sehr viel rechnen, wenn Sie auf Insulin angewiesen sein sollten. Sie werden aber feststellen, dass Sie die Kohlenhydratmengen Ihrer Lieblingsmahlzeiten schnell im Kopf haben und später sogar ein Essen im Restaurant problemlos abschätzen können.
So weit sind wir aber noch nicht: Zu Beginn brauchen Sie eine Kohlenhydrat-Tabelle, aus der Sie ablesen können, wie viele Kohlenhydrate (KH) die einzelnen Nahrungsmittel enthalten. Bei allen gekauften Lebensmitteln steht das auf dem Etikett. Nun wiegen Sie die Menge ab, errechnen daraus den Anteil der KH für Ihr Gericht und teilen diese Summe durch zwölf – zwölf Gramm sind ja eine BE. Schon haben Sie die Anzahl der Broteinheiten.

Dieses Berechnungsverfahren trifft zu für Diabetiker Typ I und für Diabetiker Typ II, die in einem fortgeschrittenen Stadium der Krankheit ebenfalls auf Insulin angewiesen sind. Einbeziehen müssen Sie bei der Insulinmenge noch weitere Faktoren. Der wichtigste davon ist Bewegung. Denn Sport lässt den Blutzuckerspiegel sinken. Spritzen Sie also Ihre gewöhnliche Menge Insulin und treiben Sport, besteht die Gefahr einer Unterzuckerung!

EINFLUSS AUF DEN BLUTZUCKERSPIEGEL

Es gibt weitere Faktoren, die Ihren Blutzucker nach oben treiben oder sinken lassen:

- **Stress:** Ihr Körper schüttet Adrenalin aus, und das lässt den Blutzucker ansteigen.
- **Krankheit:** Wenn Sie krank sind, bedeutet das Stress für Ihren Körper, und wieder steigt der Blutzuckerspiegel.
- **Medikamente:** Es gibt Arzneien, die den Blutzucker in die Höhe schießen lassen, andere senken ihn ab. Halten Sie also vor der Einnahme immer Rücksprache mit Ihrem Diabetologen!
- **Alkohol:** Der Zuckerspiegel sinkt rapide. Besonders abends sollten Sie also vorsichtig sein. Grundsätzlich gilt: Kein Alkohol auf nüchternen Magen.
- **Diät:** Eine Gewichtsreduktion ist für Diabetiker Typ II sehr wichtig, weil der Blutzuckerspiegel mit weniger Pfunden sinkt. Das bedeutet aber auch, dass Sie bei einer Diät Ihre Insulinmenge regelmäßig anpassen müssen.
- **Tageszeit:** Die Zellen reagieren mit unterschiedlicher Empfindlichkeit auf das Insulin. Morgens brauchen Sie daher i. d. R. eine größere Menge als am Nachmittag.

Die Insulinmenge wird deswegen reduziert und der Blutzuckerspiegel muss häufiger gemessen werden. Ein Sport-Insulin-Tagebuch kann Ihnen dabei helfen, schneller zu erkennen, wie Ihr Zuckerspiegel auf Bewegung reagiert.

Notfallsituationen vermeiden

Bei Patienten, die Insulin spritzen oder Blutzucker senkende Medikamente nehmen, wird der Glukosespiegel im Blut von außen geregelt. Der Körper kann auf neue Situationen dementsprechend nicht alleine reagieren, und es besteht die Gefahr, dass der Zuckergehalt im Blut zu weit sinkt oder ansteigt. Solche Notfälle lassen sich jedoch gut vermeiden, wenn man die auslösenden Faktoren und Warnzeichen kennt.

Überzuckerung (Hyperglykämie)
Ein Zuckerspiegel kann nicht immer perfekt eingestellt sein. Das ist grundsätzlich kein Problem. Vorausgesetzt, ein zu hoher Blutzuckerspiegel tritt selten auf und hält nicht lange an, etwa weil Sie die Insulinmenge für eine bevorstehende Mahlzeit zu gering berechnet haben. Anders sieht es aus, wenn die Überzuckerung nicht wieder zurückgefahren wird – ein diabetisches Koma droht.

Gründe für eine Hyperglykämie können sein:

- Sie haben zu wenig Insulin gespritzt, bzw. deutlich mehr gegessen als zuvor berechnet.
- Bei Typ II unter Tablettenbehandlung reicht die Dosis nicht mehr aus, oder die Bauchspeicheldrüse zeigt Erschöpfungszustände. Im weiteren Verlauf wird zusätzlich eine Insulinbehandlung erfolgen müssen.

- Starker Stress führt zu einer Hormon-Ausschüttung, u. a. Adrenalin, und das lässt den Blutzucker ansteigen.
- Infekte und andere akute Krankheiten bedeuten Stress für den Körper – der Glukosegehalt im Blut schnellt in die Höhe.
- Bewegung hilft dabei, Blutzucker abzubauen. Wird z. B. intensiver Ausdauersport durch eine Verletzung plötzlich eingestellt, gerät das Gleichgewicht durcheinander, und der Blutzuckerspiegel sinkt nicht ausreichend.
- Einige Medikamente lassen den Blutzuckerspiegel ebenfalls ansteigen. Nehmen Sie also nichts ein, ohne vorher Rücksprache mit Ihrem Diabetologen zu halten.

Was passiert aber, wenn der Blutzucker zu hoch ist? Ein regelmäßig erhöhter Zuckerspiegel hat viele negative Auswirkungen (s. S. 105 „Mögliche Folgeerkrankungen"). Die akute Überzuckerung bedeutet v. a., dass die Zellen nicht genug Energie bekommen, da die Glukose ohne Insulin im Blut bleibt. Also beginnt der Körper damit, die Fettreserven des Körpers abzubauen. Dabei entstehen als Nebenprodukt Fettsäuren. Sie können nicht mehr schnell genug zu Ketonkörpern abgebaut werden, die der Körper mit dem Urin ausscheidet. Deswegen überschwemmen sie das Blut, es übersäuert, und es kommt zur Ketoazidose, die bis zur Bewusstlosigkeit gehen kann.

Nun müssen Sie nicht bei jedem Anzeichen von Bauchschmerzen eine Überzuckerung vermuten. Sie sollten aber sichergehen und den Blutzucker messen. Dementsprechend müssen auch Patienten mit Diabetes Typ II, die noch kein Insulin brauchen, mit der Blutzuckermessung vertraut sein. Besteht tatsächlich eine starke Überzuckerung, muss sofort ein Ausgleich durch Insulin erfolgen. Außerdem ist es wichtig, viel zu trinken, weil der Körper den überflüssigen

> **TIPP**
>
> # BLUTZUCKER MESSEN
>
> Je häufiger Sie Ihren Blutzuckerspiegel messen, desto besser können Sie die erforderliche Insulinmenge anpassen. Die Selbstkontrollen sind bei Diabetes eine extrem wichtige Komponente. Denn wenn Ihr Blutzucker regelmäßig zu hoch ist, steigt die Wahrscheinlichkeit von Folgeerkrankungen. Wie oft Sie den Wert messen müssen, hängt davon ab, ob Sie nur Tabletten bekommen oder Insulin, und im letzteren Fall, wie die Insulin-Therapie genau aussieht. Die Häufigkeit schwankt von dreimal pro Woche bis mehrmals täglich. Ihr Diabetologe wird Ihnen mitteilen, wie oft Sie messen müssen. Der Ablauf ist übrigens ganz einfach. Ein Blutstropfen reicht, und den Zuckerspiegel lesen Sie bequem entweder elektronisch oder über einen Messstreifen bei sich zu Hause ab.

WARNZEICHEN

Ein zu hoher Blutzuckerspiegel macht sich durch einige Symptome bemerkbar, die Sie kennen sollten, um rechtzeitig gegensteuern zu können:

- starke Übelkeit mit Erbrechen
- Bauchschmerzen
- Acetongeruch der Atemluft (ähnlich wie Nagellack)
- tiefes Atmen (Kussmaul'sche Atmung)
- starke Müdigkeit oder Schläfrigkeit
- Durst
- häufiges Wasserlassen
- Schwächegefühl
- schlechte Stimmung

Zucker ab einer bestimmten Menge (Nierenschwelle) über den Urin ausscheidet und dabei viel Wasser verliert. Ist die Überzuckerung sehr hoch, kann sogar eine Einweisung ins Krankenhaus notwendig werden. Im Nachgang wird Ihr Diabetologe die Insulin- bzw. Tabletteneinstellung überprüfen – vorausgesetzt, es liegt kein Fehler Ihrerseits wie eine vergessene Insulinspritze vor.

Unterzuckerung (Hypoglykämie)

Eine Unterzuckerung kann nur bei Diabetikern entstehen, die Insulin spritzen, oder bei Diabetikern Typ II, die Blutzucker senkende Medikamente bekommen (Sulfonylharnstoffe oder Glinide).

Gründe für eine Hypoglykämie können sein:

- Sie haben zu viel Insulin gespritzt oder eine zu hohe Dosis Ihrer Blutzucker senkenden Medikamente genommen.
- Sie haben im Verhältnis zum Insulin zu wenig Kohlenhydrate gegessen, bzw. mit der Mahlzeit zu lange gewartet (zu großer Spritz-Ess-Abstand)
- Sie haben Sport getrieben, was den Blutzucker senkt, aber die Insulindosis nicht angepasst.
- Sie haben größere Mengen Alkohol getrunken, der ebenfalls zu einer Senkung des Blutzuckers führt.

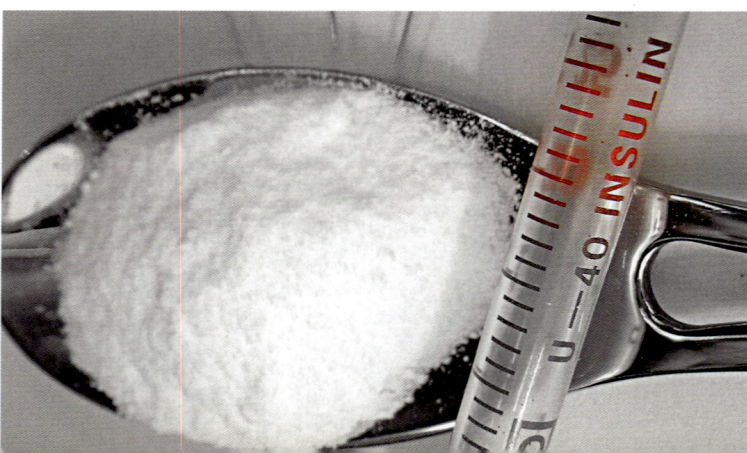

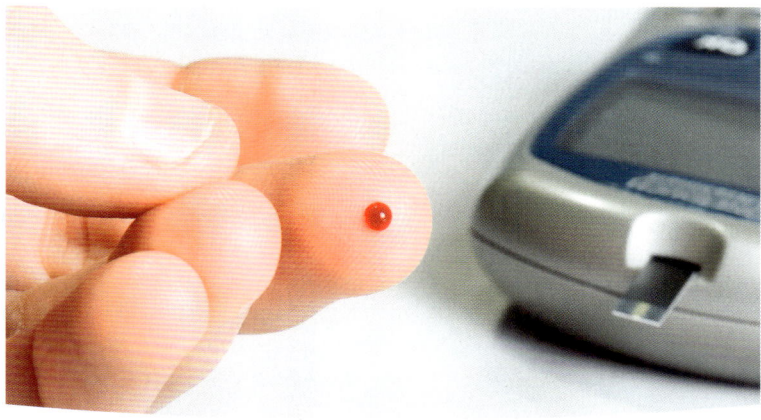

Bei einer Unterzuckerung bekommen sowohl die Zellen als auch das Hirn zu wenig Glukose. Das kann ebenfalls zu Bewusstlosigkeit und unbehandelt sogar zum Tod führen.

Falls Ihr Zustand es erlaubt, sollten Sie die Diagnose wiederum durch einen Blutzuckertest absichern. Dann müssen Sie als wichtigste Gegenmaßnahme dafür sorgen, dass mehr Zucker ins Blut gelangt. Bei einer leichten Unterzuckerung kann es genügen, sofort Kohlenhydrate zu essen. Vergessen Sie dabei aber nicht, dass Kohlenhydrate eine Weile brauchen, ehe sie ins Blut gelangen. Die Symptome werden also nicht augenblicklich verschwinden. Begehen Sie nicht den Fehler, zu viel Kohlenhydrate zu essen. Das könnte später zu einer Überzuckerung führen. Eine Scheibe Vollkornbrot sollte bei schwachem Unterzucker genügen.

Ist der Zucker deutlich zu niedrig, hilft Traubenzucker am besten, da er bereits über die Mundschleimhaut ins Blut gelangt. Sie müssen stets Traubenzucker als Notfallpäckchen bei sich tragen! Angehörige, enge Freunde und Kollegen müssen über die Gefahr der Unterzuckerung informiert sein. Denn falls

---

■ TIPP

VORSICHT!

Eine Unterzuckerung tritt i. d. R. schneller ein als eine Überzuckerung. Umso wichtiger ist es, dass Sie die Warnzeichen erkennen:

- Gleichgewichtsstörungen
- Herzklopfen
- Krämpfe
- Schweißausbrüche
- Sehstörungen
- Konzentrationsschwäche
- Heißhunger
- Abgeschlagenheit
- schlechte Stimmung

TIPP

SPRITZEN ÜBEN

Für Angehörige ist verständlicherweise die Hemmschwelle groß, Ihnen eine Spritze zu geben. Dieses Problem können Sie umgehen, indem Sie sich vorab von Ihren Verwandten einmal eine Insulinspritze setzen lassen.

es zu einer Bewusstlosigkeit kommen sollte, müssen sie Ihnen Glukagon spritzen. Das ist der Gegenspieler des Insulins. Es sorgt dafür, dass die Leber mehr Glukose ins Blut abgibt und auf diese Weise der Zuckerspiegel wieder steigt. Sind Sie zu sich gekommen, wird trotzdem noch eine Portion Kohlenhydrate fällig.

Diese Notfallspritze gehört also zusammen mit dem Glukagon ins Gepäck!

„Ich hatte mein Insulin schon gespritzt, und dann rief meine beste Freundin an", erzählt Marianne K. (61) aus Nürnberg. „Wir haben gequatscht und gequatscht, und irgendwann habe ich gemerkt, dass mir schwindelig wurde. Glücklicherweise habe ich immer Traubenzucker in der Hosentasche. Den Tipp hat mir mein Arzt gegeben. Einen Schreck habe ich aber doch bekommen, ich war ja alleine zu Hause. Seitdem bin ich konsequent – und lasse das Telefon klingeln, wenn ich gerade essen will."

Das Wichtigste auf einen Blick

Wer behandelt meinen Diabetes?

Nach der Diagnose sollten Sie von extra ausgebildeten Experten betreut werden, das sind Diabetologen, die im Idealfall in einer Diabetes-Schwerpunktpraxis arbeiten. Solche Zentren haben ein enges Netz für die Rundum-Betreuung. Dazu gehören z. B. Diabetesberater, Diätassistenten, Psychologen und Fußpfleger.

Wie sieht die Behandlung von Diabetes Typ I aus?

Beim Typ I produziert die Bauchspeicheldrüse gar kein Insulin mehr oder nur noch in ungenügendem Maße. Dreh- und Angelpunkt der medizinischen Versorgung ist daher die richtige Insulin-Einstellung.

Brauchen Typ-II-Diabetiker ebenfalls Insulin?

Nicht automatisch. Abhängig vom Stadium der Erkrankung kommen
Diabetiker Typ II häufig ganz ohne Medikamente aus, wenn Sie Ihre
Lebensweise und v. a. die Ernährung umstellen. Falls diese Maßnahmen
nicht ausreichen sollten, folgt eine Therapie durch Medikamente, die den
Blutzucker senken. Erst als letzter Schritt kann das zusätzliche Spritzen
von Insulin notwendig werden.

Wie entstehen Notfallsituationen?

Ihren Blutzuckerspiegel müssen Sie immer im Blick haben, denn Nach-
lässigkeiten bei der Insulindosis oder bei den Mahlzeiten können zu
Notfallsituationen wie Überzuckerung oder Unterzuckerung führen.
Weitere Faktoren, etwa Infekte, Sport oder Alkohol haben Einfluss auf den
Blutzuckerspiegel und müssen immer berücksichtigt werden.

Was unternehme ich bei Unterzucker?

Treten nur leichte Symptome auf, reicht es, Kohlenhydrate zu essen, etwa
einen Apfel. Die nächste Stufe ist Traubenzucker, weil er schon über die
Mundschleimhaut in die Blutbahn gerät. Kommt es zur Bewusstlosigkeit,
müssen Angehörige oder ein Arzt mit einer Glukagon-Spritze helfen.

Wie behandele ich eine Überzuckerung?

Im akuten Fall hilft nur Insulin. Ist der Zucker langfristig leicht erhöht,
passt Ihr Arzt die Behandlung an.

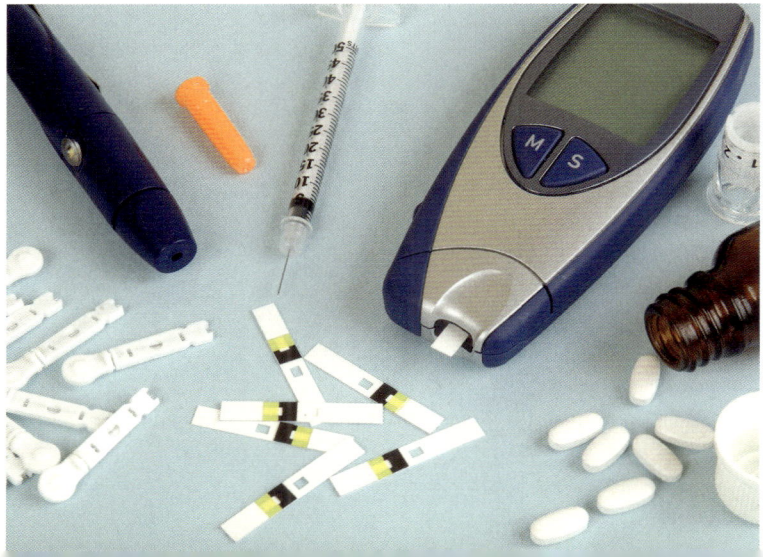

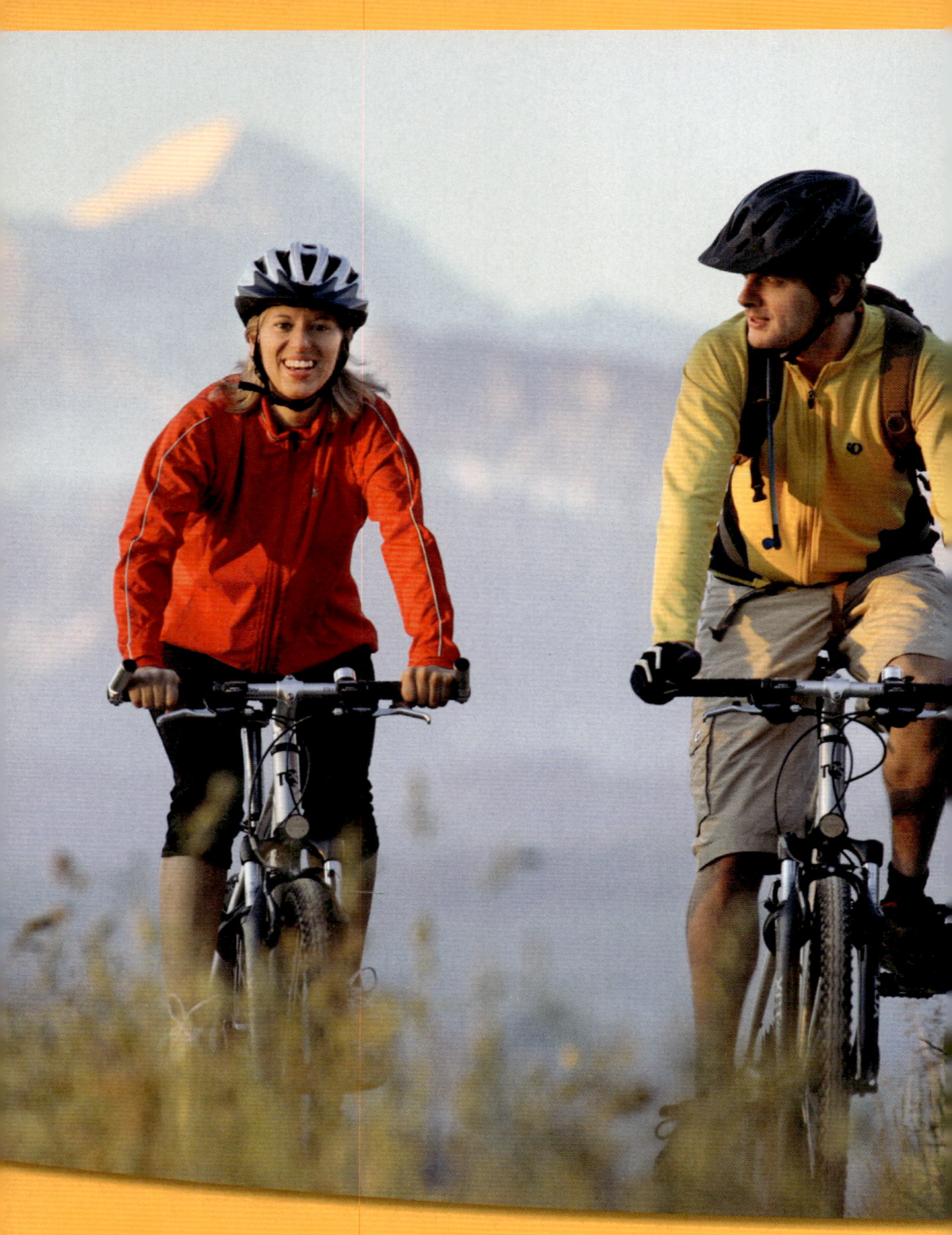

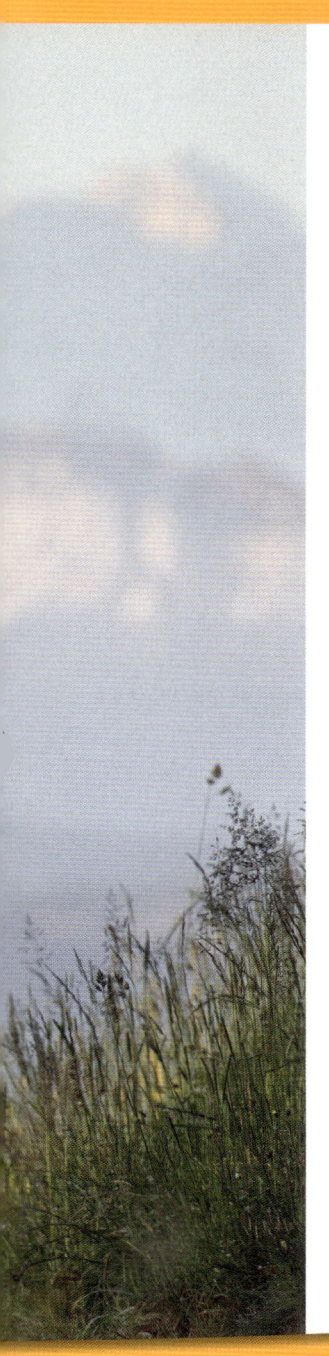

Selbst aktiv werden

Bei Diabetes Typ I und Typ II ist es gleichermaßen wichtig, die Lebensweise umzustellen, um Folgeerkrankungen zu vermeiden. Dies ist schon mit einfachen Mitteln und ein wenig Disziplin getan – also packen Sie's gleich an!

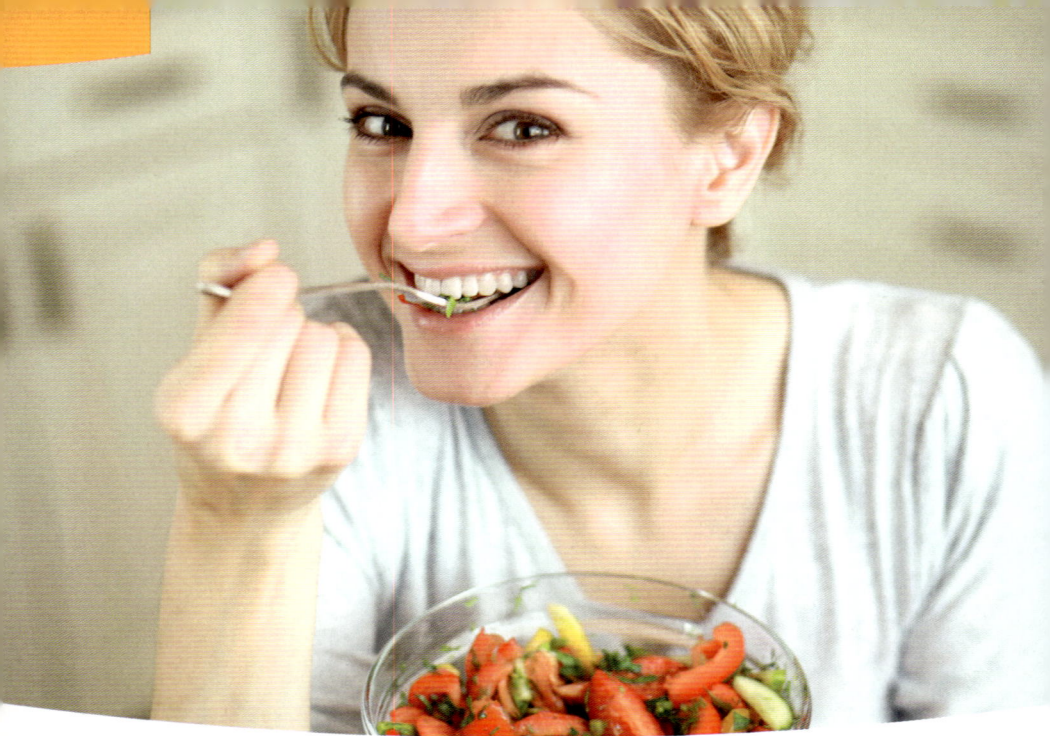

Maßnahmen für ein gesundes Leben

Ihr Diabetes wird nicht von selbst wieder verschwinden. Im Gegenteil, wenn Sie Ihren Lebenswandel jetzt nicht anpassen, müssen Sie damit rechnen, dass häufige Begleiterscheinungen wie erhöhte Bluttfettwerte oder Bluthochdruck gemeinsam mit Ihrem Diabetes dazu führen, dass sich Ihre Lebenserwartung verkürzt. Der Diabetes selbst kann wiederum zu Folgeerkrankungen führen, die von Sehstörungen bis hin zum Herzinfarkt reichen. Diabetiker Typ I haben also allen Grund, auf eine gesunde Lebensweise zu achten. Im doppelten Sinne gilt das für Diabetiker Typ II. Wenn Sie jetzt die richtigen Maßnahmen ergreifen, können Sie die Entwicklung Ihres Diabetes deutlich verlangsamen und das Spritzen von Insulin hinauszögern oder sogar vermeiden. Falls bei Ihnen bislang nur eine gestörte Glukosetoleranz diagnostiziert wurde, besteht sogar die

Chance, den Ausbruch von Diabetes mellitus verhindern zu können. Und das alles wird möglich, wenn Sie stärker auf sich achten! Drei Komponenten sind dabei entscheidend:

- Gewichtsreduktion
- richtige Ernährung
- regelmäßige Bewegung

Ernährungsrichtlinien bei Diabetes

Eine gesunde und ausgewogene Ernährung ist grundsätzlich ratsam. Das gilt für alle Familienmitglieder. Diabetiker sollten sich daher nicht ausgegrenzt fühlen und sich eine eigene Mahlzeit zubereiten, sondern besser für eine Umstellung der Familienkost sorgen. Schließlich werden sowohl Diabetes Typ I als auch Typ II in unterschiedlichem Maße von genetischen Faktoren beeinflusst. Enge Verwandte von Diabetikern gehören also automatisch zu einer Risikogruppe. Glücklicherweise können sich Diabetiker heutzutage dank modernen Insulins auch fast normal ernähren. Sogar der Pudding zum Nachtisch ist erlaubt. Er gehört aber tatsächlich nicht jeden Tag auf den Tisch, denn auf Kohlenhydrate müssen Sie besonders achten.

Über eines müssen Sie sich im Klaren sein: Sie können nicht einfach in den Supermarkt gehen und ein paar Packungen mit „Diabetiker-Kost" in den Wagen legen. Sie müssen sich mit der Zusammensetzung Ihrer Mahlzeiten auseinandersetzen. Das hat aber auch den Vorteil, dass Sie Ihr Essen abwechslungsreich gestalten können und auf weniger verzichten müssen als Sie zunächst vielleicht denken. Jeden Tag Pizza geht zwar nicht mehr, wenn Sie Ihren Stoffwechsel unterstützen möchten, aber hin und wieder ist selbst die erlaubt. Lassen Sie sich im Zweifel von Ihrem Diabetologen beraten oder von einer Diätassistentin.

 INFO

DIABETESKOST

Im Supermarkt werden Sie Nahrungsmittel finden, die explizit „für Diabetiker geeignet" sind. Heutzutage werden solche Produkte von Diabetologen jedoch nicht mehr empfohlen. Eine normale, gesunde Ernährung gilt als der optimale Weg.

Wie sieht eine gesunde Ernährung aus?

**Die Haupt-
ursachen für
Diabetes Typ II
sind Übergewicht
und eine falsche,
einseitige
Ernährung.**

Die Deutsche Gesellschaft für Ernährung hat auf der Basis aktueller wissenschaftlicher Erkenntnisse zehn Regeln formuliert, die Ihnen helfen, genussvoll zu essen. Diese Regeln wurden natürlich nicht speziell für Diabetiker entwickelt, die grundlegenden Prinzipien gelten jedoch auch für Patienten mit Diabetes mellitus.

1. Vielseitig essen
Genießen Sie die Lebensmittelvielfalt. Merkmale einer ausgewogenen Ernährung sind abwechslungsreiche Auswahl, geeignete Kombination und angemessene Menge nährstoffreicher und energiearmer Lebensmittel.

2. Reichlich Getreideprodukte und Kartoffeln
Brot, Nudeln, Reis, Getreideflocken (am besten aus Vollkorn) sowie Kartoffeln enthalten kaum Fett, aber reichlich Vitamine, Mineralstoffe sowie Ballaststoffe und sekundäre Pflanzenstoffe. Verzehren Sie diese Lebensmittel mit möglichst fettarmen Zutaten.

3. Gemüse und Obst – Nimm fünf am Tag
Genießen Sie fünf Portionen Gemüse und Obst am Tag, möglichst frisch, nur kurz gegart, oder auch eine Portion als Saft – idealerweise zu jeder Hauptmahlzeit und auch als Zwischenmahlzeit. Damit werden Sie reichlich mit Vitaminen, Mineralstoffen sowie Ballaststoffen und sekundären Pflanzenstoffen (z. B. Carotinoiden, Flavonoiden) versorgt. Das Beste, was Sie für Ihre Gesundheit tun können.

4. Täglich Milch und Milchprodukte; ein- bis zweimal in der Woche Fisch; Fleisch, Wurstwaren sowie Eier in Maßen.
Diese Lebensmittel enthalten wertvolle Nährstoffe, wie z. B. Calcium in Milch, Jod, Selen und Omega-3-Fettsäuren in Seefisch. Fleisch ist Lieferant von Mineralstoffen und Vitaminen (B1, B6 und B12). Mehr als 300 bis 600 Gramm Fleisch und Wurst pro Woche sollten es nicht sein. Bevorzugen Sie fettarme Produkte, v. a. bei Fleischerzeugnissen und Milchprodukten.

5. Wenig Fett und fettreiche Lebensmittel
Fett liefert lebensnotwendige (essenzielle) Fettsäuren und fetthaltige

Lebensmittel enthalten auch fettlösliche Vitamine. Fett ist besonders energiereich, daher kann zu viel Nahrungsfett Übergewicht fördern. Zu viele gesättigte Fettsäuren erhöhen das Risiko für Fettstoffwechselstörungen, mit der möglichen Folge von Herz-Kreislauf-Krankheiten. Bevorzugen Sie pflanzliche Öle und Fette (z. B. Raps- und Sojaöl und daraus hergestellte Streichfette). Achten Sie auf unsichtbares Fett, das in Fleischerzeugnissen, Milchprodukten, Gebäck und Süßwaren sowie in Fast-Food- und Fertigprodukten meist enthalten ist. Insgesamt 60 bis 80 Gramm Fett pro Tag reichen aus.

6. Zucker und Salz in Maßen

Verzehren Sie Zucker und Lebensmittel, bzw. Getränke, die mit verschiedenen Zuckerarten (z. B. Glukosesirup) hergestellt wurden, nur gelegentlich. Würzen Sie kreativ mit Kräutern und Gewürzen und wenig Salz. Verwenden Sie Salz mit Jod und Fluorid.

7. Reichlich Flüssigkeit

Wasser ist absolut lebensnotwendig. Trinken Sie mindestens anderthalb Liter Flüssigkeit jeden Tag. Bevorzugen Sie Wasser – ohne oder mit Kohlensäure – und andere kalorienarme Getränke. Alkoholische Getränke sollten nur gelegentlich und nur in kleinen Mengen konsumiert werden.

Die wichtigste Regel für eine gesunde Ernährung lautet: abwechlungsreich und relativ fettarm kochen.

8. Schmackhaft und schonend zubereiten

Garen Sie die jeweiligen Speisen bei möglichst niedrigen Temperaturen, nicht zu lange, mit wenig Wasser und wenig Fett – das erhält den natürlichen Geschmack, schont die Nährstoffe und verhindert die Bildung schädlicher Verbindungen.

9. Nehmen Sie sich Zeit, genießen Sie Ihr Essen

Bewusstes Essen hilft, richtig zu essen. Auch das Auge isst mit. Lassen Sie sich Zeit beim Essen. Das macht Spaß, regt an, vielseitig zuzugreifen und fördert das Sättigungsempfinden.

10. Achten Sie auf Ihr Gewicht und bleiben Sie in Bewegung

Ausgewogene Ernährung, viel körperliche Bewegung und Sport (30 bis 60 Minuten pro Tag) gehören zusammen. Mit dem richtigen Körpergewicht fühlen Sie sich wohl und fördern Ihre Gesundheit.

Ernährung als Vorsorge

Die wenigsten Menschen können für sich wohl einen Punkt nach dem anderen auf der Empfehlungsliste der Deutschen Gesellschaft für Ernährung abhaken und am Ende feststellen, dass sie alles perfekt machen. Manche Fehler entstehen durch schlechte Gewohnheiten, andere durch lieb gewonnene Laster, und schließlich ist auch einiges dem hektischen Alltag geschuldet. Außerdem hat auch nicht jeder Lust, regelmäßig zu kochen. Das ist alles sehr verständlich und menschlich. Als Diabetiker sind Sie aber noch mehr als andere Menschen auf eine ausgewogene Ernährung

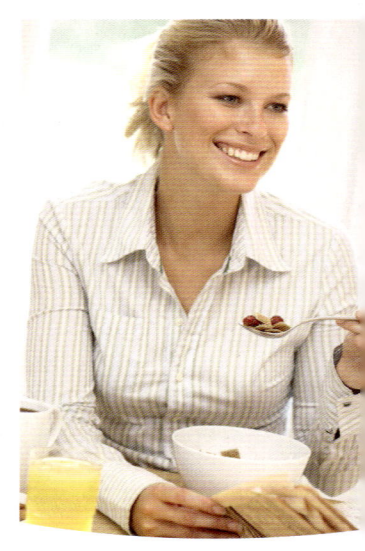

angewiesen. Sie müssen also Wege finden, sie in Ihr Leben zu integrieren. Ganz nebenbei betreiben Sie mit gesunder Kost auch Vorsorge gegenüber anderen Krankheiten. Sie unterstützen Ihr Immunsystem und werden weniger anfällig für Infekte, auf lange Sicht senken Sie sogar das Risiko für einige Krebsarten. Wir werden Ihnen jetzt vorstellen, auf welche Punkte Sie als Diabetiker besonders achten müssen, und anschließend bekommen Sie Tipps für die Umsetzung im Alltag. Eines sei vorweggenommen: Es ist gar nicht so schwer, und Sie müssen auch nicht auf alles verzichten.

Kohlenhydrate auswählen

Diabetiker sollten viele komplexe Kohlenhydrate zu sich nehmen, etwa Vollkornprodukte.

Kohlenhydrate sollten sowohl bei gesunden Menschen als auch bei Diabetikern den größten Teil der Nahrung stellen, da sie u. a. die so wichtige Energie für die Zellen liefern. Unser Nervensystem ist besonders stark auf Kohlenhydrate angewiesen, weil es Energie nur in Form von Glukose verwerten kann.

Sie wissen bereits, dass Kohlenhydrate, die wir über die Nahrung zu uns nehmen, im Körper weiter aufgespalten werden. Dieser Prozess wird bereits im Mund von unserem Speichel im Gang gesetzt, im Darm sind selbst aus den längsten Molekülketten (Mehrfachzucker) einfache Glukose-Bausteine geworden, die ins Blut gelangen und dort für den Anstieg des Blutzuckerspiegels sorgen. Die Menge an ausgeschüttetem Insulin wird bei einem gesunden Menschen vom Bedarf bestimmt. Je höher der Zucker-spiegel im Blut ist, desto mehr Insulin produzieren die Beta-Zellen der Bauchspeicheldrüse. Die ersten Befehle zu einer größeren Produktion werden schon in dem Moment weitergeleitet, in dem wir mit dem Essen beginnen, die Insulin-Ausschüttung steigt an. Stellen die Beta-Zellen, die auch den Zuckerspiegel im Blut kontrollieren, dann fest, dass der Blutzu-cker stark steigt, legen sie mit der Insulin-Produktion noch ordentlich zu. Das hängt also davon ab, wie schnell wie viel Zucker ins Blut gelangt. Eine Tafel Schokolade lässt das Insulin also sprunghaft in die Höhe schnellen, weil die Glukose schneller aufgenommen wird, während ein Teller Kar-toffeln für einen im Verhältnis langsamen Anstieg sorgt. Denn Kartoffeln enthalten komplexe Kohlenhydrate. Für Ihren Stoffwechsel sind moderate Prozesse besser als extreme.

Daher gilt für jeden Menschen: Essen Sie möglichst komplexe Kohlenhy-drate. Diese müssen erst im Darm verarbeitet werden und gelangen nach und nach als Glukose ins Blut. Traubenzucker wird dagegen schon über die Mundschleimhaut aufgenommen und ins Blut weitergeleitet.

Einfachzucker lässt den Blut-zuckerspiegel und damit den Insulinbedarf sprunghaft in die Höhe steigen.

Besonderheiten für Diabetiker: Für Diabetiker Typ I oder Typ II, die bereits auf Insulin angewiesen sind, kommt hinzu, dass sie über eine Insulinzufuhr ihren Blutzuckerspiegel regulieren. Die Umwandlung kom-plexer Kohlenhydrate, verbunden mit dem relativ langsamen Anstieg des Blutzuckerspiegels, ist für Sie leichter zu kontrollieren. Diabetiker Typ II, die noch kein Insulin brauchen, sollten im Kopf behalten, dass die starke Insulin-Produktion bei direkter Zuckeraufnahme die Bauchspeicheldrüse stark beeinflusst und daher die Wahrscheinlichkeit erhöht, dass es früher zu Leistungseinbrüchen dieses Organs kommt. Wer viel Süßes ist, erhöht also das Risiko, später zusätzlich Insulin spritzen zu müssen.

„Eis, Schokolade, Trüffelpralinen, Pudding – in dieser Reihenfolge." Für den Verwaltungsangestellten Paul T. (39) gehörte Süßes zu fast jeder Mahlzeit. „Der Verzicht ist mir extrem schwer gefallen. Deswegen hatte ich mich ent-schlossen, gar keinen Zucker mehr zu essen, zum Reduzieren fehlte mir die Disziplin. Nach einigen Wochen habe ich dann zum ersten Mal wieder Nougatschokolade gegessen, und sie hat mir nicht wirklich geschmeckt, viel zu süß. Ich hätte nicht gedacht, dass ich mir Zucker so schnell geschmacklich abgewöhnen kann."

KOMPLEXE KOHLENHYDRATE

Sie müssen darauf achten, dass Sie möglichst komplexe Kohlenhydrate zu sich nehmen, das heißt:

- Vollkornbrot statt Weißbrot
- Vollkornnudeln statt heller Nudeln
- Reis möglichst naturbelassen mit Schale kochen
- häufig Kartoffeln essen, möglichst mit Schale
- viel frisches Gemüse
- regelmäßig Obst
- Hülsenfrüchte
- fettarme Milchprodukte

Zucker in Maßen

Wahrscheinlich befürchten Sie jetzt, dass Sie Vollmilchschokolade oder Schwarzwälderkirschtorte nun doch auf alle Zeit Lebwohl sagen müssen. Zugegeben, besser wäre es. Eine Ernährungsumstellung, die Sie nicht durchhalten können, hat jedoch keinen Sinn.

Das sehen auch Diabetes-Experten so. Sie empfehlen aber eine klare Grenze: Mehr als zehn Prozent sollte Zucker bei der täglichen Kalorienzufuhr nicht ausmachen, umgerechnet wären das etwa 30 bis 50 Gramm pro Tag. Das klingt zunächst einmal gut, mitgezählt wird aber auch natürlicher Fruchtzucker, der in Obst enthalten ist. Für den Stoffwechsel macht es nämlich keinen Unterschied, ob der Zucker auf natürliche Weise gewonnen wurde, oder ob Sie Industriezucker zu sich nehmen. Obst ist Schokolade natürlich grundsätzlich vorzuziehen ist, weil es neben dem Fruchtzucker u. a. wichtige Vitamine liefert. Trotzdem ist der Glukosegehalt nicht zu unterschätzen. Ein Beispiel: 100 Gramm Weintrauben enthalten etwa 15 Gramm Zucker. In einer Tafel Vollmilchschokolade stecken allerdings im Schnitt zwischen 50 und 60 Gramm Zucker.

Für Diabetiker sind Süßigkeiten aber nicht allein wegen des hohen Zuckergehaltes problematisch, Schokolade hat außerdem einen sehr hohen Fettanteil. Das macht sich nicht nur auf der Waage bemerkbar, sondern auch bei der Höhe der Blutfette, mit denen die meisten Diabetiker ebenfalls Probleme haben. Für Sie heißt das: Gönnen Sie sich Süßes nur in Maßen. Wenn Sie sich ansonsten gesund ernähren, müssen Sie wegen ein paar Gummibärchen kein schlechtes Gewissen haben. Natürlich ist es wichtig, Naschkram in die Berechnung eines eventuellen Insulinbedarfs einzubeziehen. Außerdem sollten Sie Süßigkeiten mit einem geringen Fettanteil bevorzugen. Essen Sie also lieber Lakritz oder Weingummi statt Schokolade und Pralinen.

Mehr pflanzliche Eiweiße

Eiweiße (Proteine) haben viele Funktionen in unserem Körper. Sie liefern wichtige Bausteine für die Erneuerung von Zellen und Gewebe und helfen dabei, verschiedene Substanzen im Blut zu transportieren. Eiweiße sind also lebenswichtig, aber eine hohe Zufuhr ist trotzdem mit Problemen verbunden. Nehmen wir mehr Eiweiß zu uns als wir brauchen, beginnt der Körper damit, die übrigen Proteine so umzubauen, dass er aus ihnen Energie gewinnen kann. Dabei entsteht Stickstoff als Abfallprodukt, und der muss über die Nieren in den Harn geleitet und ausgeschieden werden. Das stellt wiederum eine erhebliche Belastung für die Nieren dar. Als Diabetiker müssen Sie eine zu hohe Eiweißzufuhr daher unbedingt vermeiden. Falls bereits eine diabetische Nierenschädigung vorliegen sollte, wird Ihr Arzt eine zusätzliche Begrenzung der Eiweißzufuhr empfehlen. Im Normalfall darf der Eiweißanteil 20 Prozent der Gesamtenergiezufuhr nicht überschreiten.

Unterscheiden müssen Sie dabei noch zwischen tierischem und pflanzlichem Eiweiß. Eigentlich kann unser Körper tierisches Eiweiß besser verbauen, weil es dem menschlichen näher ist. Enthalten ist es v. a. in Fleisch, Fisch, Eiern und Milchprodukten. Tierisches Eiweiß wird jedoch fast immer von einem hohen Fettgehalt begleitet, den Sie wiederum vermeiden sollten. Versuchen Sie daher bewusst, pflanzliche Eiweiß-Lieferanten zu nutzen. Die tierischen Eiweiße fahren Sie automatisch zurück, wenn Sie sich an die Empfehlungen zur Fettzufuhr halten. Der Durchschnittsdeutsche nimmt übrigens so oder so zu viel Eiweiß zu sich, meist aus tierischen Quellen.

■ INFO

GLYKÄMISCHER INDEX

Der Glykämische Index (GI) beschreibt, welche Wirkung Nahrungsmittel direkt auf unseren Blutzuckerspiegel haben, immer im Vergleich zu Traubenzucker (Glukose), der sofort ins Blut gelangt und für einen sprunghaften Zuckeranstieg sorgt. Hier einige Beispiele:

GI zwischen 90 und 100 Prozent haben z. B. Cola, Pommes frites, Bratkartoffeln, Cornflakes, Popcorn ohne Zucker.

GI zwischen 70 und 90 Prozent haben Weißbrot, Schnellkochreis, Biskuit, Kartoffelpüree, Chips und Schokolade.

GI zwischen 50 und 70 Prozent haben Graubrot, Mehrkornbrot, Pellkartoffeln, weiße Nudeln, Mais, Ketchup, Marmelade und Speiseeis.

GI zwischen 30 und 50 Prozent haben Vollkornnudeln, Naturreis, Süßkartoffeln, ungezuckerte Kekse aus Vollkornmehl, ungezuckerter Apfelsaft, getrocknete Feigen, Mango, Ananas und Erdnussbutter.

GI unter 30 Prozent haben Milch, Karotten, Linsen, Suppennudeln aus Hartweizen, Kürbiskerne, Himbeeren, Artischocken, Blumenkohl, Nüsse und Krustentiere.

Diabetiker sollten Nahrungsmittel mit niedrigem GI bevorzugen.

INFO

PFLANZLICHES EIWEISS

Den Eiweißbedarf allein aus pflanzlichen Quellen zu decken, ist recht schwierig, aber auch nicht nötig. Hin und wieder sollten Fleisch und Fisch auf Ihrem Speiseplan stehen, auch Wurst oder Käse gehören dazu, aber bitte nur in Maßen. Ergänzen sollten Sie Ihre Ernährung mit Produkten, die besonders viel pflanzliches Eiweiß enthalten, z.B.:

- Sojabohnen und Sojaprodukte wie Tofu oder Sojamilch
- Hülsenfrüchte
- Nüsse und Samen
- Getreideprodukte

TIPP

DIE KOMBINATION MACHT'S

Ideal verwerten kann der Körper Kombinationen aus tierischem und pflanzlichem Eiweiß bei einer Mahlzeit, etwa:

- Pellkartoffeln mit Quark
- Rührei mit Kartoffeln und Spinat
- Müsli mit Milch
- Vollkornbrötchen mit Käse oder Wurst

So lange Sie sich nicht vegan ernähren, also sowohl auf Fleisch und Fisch als auch auf Milchprodukte und Eier verzichten, müssen Sie keine Bedenken haben, dass der Eiweißgehalt Ihrer Nahrung zu niedrig sein könnte. Besprechen Sie das Thema im Zweifel mit einer Diätberaterin.

Fette reduzieren

Auch Fette haben für unseren Organismus eine große Bedeutung. Sie helfen ihm z.B. dabei, fettlösliche Vitamine aufzunehmen. Essenzielle Fettsäuren sind außerdem wichtig für den Aufbau der Zellmembranen, und Fett sorgt dafür, dass wir nicht so schnell frieren. Gleichzeitig ist eine zu große Menge an verzehrtem Fett der Hauptgrund dafür, dass so viele Menschen Übergewicht haben. Denn überschüssiges Fett speichert der Körper gnadenlos als Reserve. Der Fettanteil der Nahrung sollte unter 30 Prozent liegen; bei einer groß angelegten Erhebung hat das Robert-Koch-Institut jedoch festgestellt, dass jeder zehnte Deutsche einen Wert von über 40 Prozent hat. Dabei stehen Milchprodukte und Wurstwaren ganz oben auf der Liste der Dickmacher.

Dieser Wert ist in Ausnahmefällen unproblematisch, die Gesundheit greift er an, wenn die Fettzufuhr langfristig so hoch ist. Genießen Sie also ruhig ein Käsefondue oder den großen Grillteller, in den Tagen danach ist dann pflanzlicher Brotaufstrich angesagt oder das Stück Fleisch am Abend gestrichen. Bei den Fetten kommt es jedoch nicht nur auf die Menge, sondern auch auf die Qualität an.

Gesättigte Fettsäuren kann der Körper schlecht verarbeiten, und sie erhöhen den Cholesterin-Spiegel. Grundsätzlich sind sie in tierischen Produkten in stärkerem Maße enthalten als in pflanzlichen. Ihr Anteil bei der Nahrung sollte möglichst gering sein und gemeinsam mit den Transfetten (s. u.) nicht über zehn Prozent liegen.

Einfach ungesättigte Fettsäuren sind v. a. in pflanzlichen Produkten enthalten. Sie senken u. a. das schlechte Cholesterin LDL und gelten deswegen als besonders empfehlenswert. Ihr Anteil am Gesamtfett sollte möglichst hoch liegen, bis zu 20 Prozent der Tageskalorien.

Mehrfach ungesättigte Fettsäuren sind zwar den gesättigten Fettsäuren vorzuziehen, ihre Wirkung ist aber zweischneidig. Sie senken nämlich sowohl das schlechte Cholesterin LDL, auch das gute HDL. Sie kommen ebenfalls hauptsächlich in Lebensmitteln pflanzlichen Ursprungs vor.

Transfettsäuren sind keine natürlichen Fette, sie entstehen durch chemische Prozesse bei der industriellen Weiterverarbeitung. Enthalten sind sie z. B. in Speiseeis und einigen Margarinesorten. Ihr Effekt ist extrem nachteilig. Sie erhöhen das schlechte LDL und senken den Wert des positiven HDL-Cholesterins.

Die Höhe der Blutfettwerte spielt für Diabetiker eine wichtige Rolle, da ihr Risiko für Herzinfarkt, Schlaganfall und Arteriosklerose erhöht ist. Fettreiche Lebensmittel und Produkte, die gehärtete Fette und damit Transfettsäuren enthalten, gehören so selten wie möglich auf den Speiseplan. Produkte mit einfach ungesättigten Fettsäuren sind dagegen ideal, um den täglichen Bedarf an Fetten zu decken. Übrigens: Ausnahmen sind natürlich erlaubt.

Empfehlenswerte Produkte sind: Olivenöl, Rapsöl, Haselnussöl, Erdnussmus, Gänseschmalz (als Ersatz für Butter), Mandeln, Avocados, Oliven, Hering, Lachs, Thunfisch. Achten Sie bei Magarine auf die Zutatenliste.

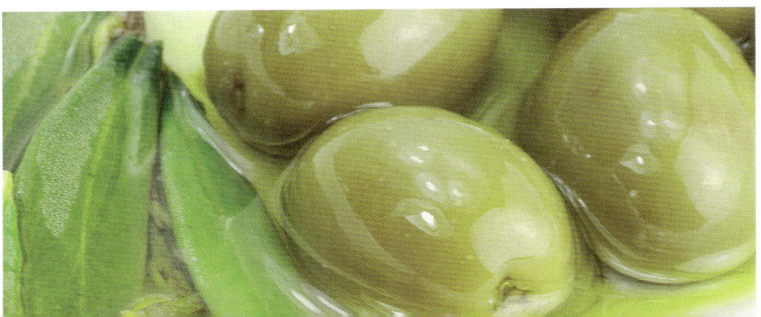

Unterstützung durch Ballaststoffe

Ballaststoffe in der Nahrung haben viele Begleiteffekte für eine gesunde Ernährung. Das gilt besonders für Diabetiker. Zum einen beeinflussen sie den Stoffwechsel und tragen dazu bei, dass sich erhöhte Blutfettwerte

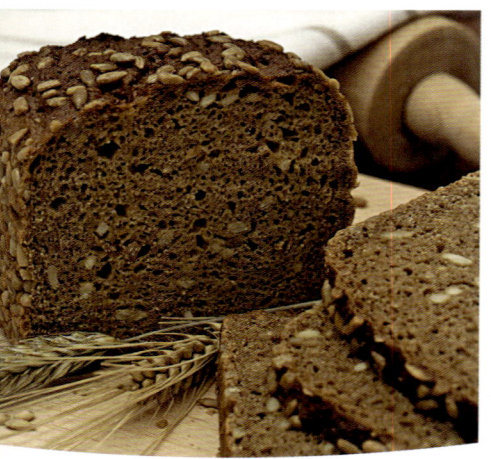

bessern. In einem gewissen Maße sind sie daher Bestandteil einer Vorsorge gegenüber Herzinfarkt und Schlaganfall. Zum anderen quellen Ballaststoffe im Darm auf, füllen ihn so und regen seine Tätigkeit an. Studien legen den Schluss nahe, dass dieser Effekt das Darmkrebs-Risiko senkt. Gleichzeitig wird durch den vollen Darm verhindert, dass die Kohlenhydrate zu schnell aufgespalten werden und als Glukose ins Blut gelangen. Mit einer ballaststoffreichen Ernährung treten Blutzuckerspitzen nach dem Essen also seltener auf. Schließlich helfen Ihnen die Ballaststoffe sogar dabei, Ihr Gewicht zu halten oder abzunehmen, da sie zu einem

größeren Sättigungsgefühl führen. Ballaststoffe sind ausschließlich in pflanzlicher Nahrung enthalten. Wieder gilt: Ziehen Sie Vollkornprodukte Weizenmehl vor. Auf einen idealen Anteil an Ballaststoffen von 30 Gramm pro Tag kommen Sie problemlos, wenn Sie täglich Gemüse und Vollkorn-produkte essen.

TIPP

SALZARM ESSEN

Zu viel Kochsalz begünstigt die Entste-hung von Bluthochdruck. Sie müssen deswegen nicht auf das Salz in der Suppe verzichten. Stark gesalzene Speisen wie Pökelfleisch, Dauersalami oder Salzgebäck gehören aber nur ausnahmsweise auf den Tisch.

Vitamine und Mineralstoffe

Für unsere Gesundheit sind Vitamine und Mineralstoffe essenziell. Für Diabetiker gel-ten in dieser Hinsicht im Wesentlichen keine besonderen Regeln. Bei einer ausgewogenen Ernährung sind Sie ausreichend versorgt. Die zusätzliche Einnahme von Vitamin- oder Mineralstoffpillen ist keineswegs nötig. Im Gegenteil: Das Bundesinstitut für Risiko-bewertung warnt davor, dass eine künstliche Ergänzung bei vielen Stoffen zu ungewollten Nebenwirkungen führen kann.

TIPP

Lebensmittel bevorzugen, die Ballast-stoffe enthalten oder einen niedrigen Glykämischen Index haben	grundsätzliche Empfehlung
Kohlenhydrate	45 bis 60 Prozent der täglichen Kalorien, der wesentliche Anteil der Nahrung sollten komplexe Kohlen-hydrate sein
Zucker	maximal zehn Prozent der täglichen Energie aus Kohlenhydraten, besser weniger
Fett	insgesamt 25 bis 35 Prozent der täglichen Kalorien, eher an der unteren Grenze orientieren
gesättigte Fette und Transfette begrenzen	maximal zehn Prozent der täglichen Kalorien aus Fett
mehrfach ungesättigte Fettsäuren begrenzen	maximal zehn Prozent der täglichen Kalorien aus Fett
einfach ungesättigte Fette bevorzugen	zehn bis 20 Prozent der täglichen Kalorien aus Fett
Omega-3-Fettsäuren einplanen	keine konkrete Empfehlung
Nahrungscholesterin begrenzen	bis zu 300 Milligramm pro Tag (bei erhöhtem LDL-Cholesterin weniger)
Eiweiß	zehn bis 20 Prozent der täglichen Kalorien
Alkohol, wenn erwünscht	maximal 15 Gramm bei Frauen pro Tag und 30 Gramm pro Tag bei Männern

© DDZ Düsseldorf

Neue Ernährung, neuer Alltag

Typ-II-Diabetiker sind meistens übergewichtig, es nützt nichts, drumher-um zu reden: Bislang haben Sie sich ohne Frage nicht optimal ernährt.

Die Gewohnheiten von einen Tag auf den anderen zu ändern, ist allerdings nicht leicht. Erwarten Sie also nicht zu viel von sich, und planen Sie die Umsetzung Schritt für Schritt.

Unterstützung einfordern

Häufig sind die Essgewohnheiten der gesamten Familie schlecht, und Partner, Kinder oder Geschwister kämpfen ebenfalls mit Übergewicht. Sie sollten versuchen, gemeinsam eine Umstellung der Ernährung zu erreichen. Auch der Verwandten- und Kollegenkreis sollte informiert sein.

Richtig einkaufen

Falsches Essen beginnt im Supermarkt. Hier sind fünf Regeln zusammengestellt, die Ihnen das Einkaufen erleichtern:

1. Es ist eine alte Weisheit, die aber leider zu wenig Menschen beachten: Gehen Sie niemals einkaufen, wenn Sie Hunger haben. Es landen automatisch größere Mengen im Wagen. Probieren Sie das Gegenteil und ziehen Sie los, kurz nachdem Sie gegessen haben. Schon wirken die bunten Packungen weniger verführerisch.

2. Kaufen Sie möglichst viele frische Produkte ein. Das erleichtert es Ihnen, den Speiseplan gut zusammenzustellen. Außerdem müssen Sie sich auf diese Weise stärker damit auseinandersetzen, was Sie essen wollen und vermeiden unbewusste Fehler.

3. Bei Fertigprodukten sollten Sie genau auf die Inhaltsstoffe achten. Wie groß ist der Fettgehalt? Wurde künstlich Zucker zugesetzt? Hat das Produkt der Konkurrenz vielleicht weniger Kalorien?

4. Nur wenige Menschen haben genug Disziplin, um von einer Tafel Schokolade ein Stück abzubrechen und den Rest wieder in den Schrank zu legen. Gewöhnen Sie sich also grundsätzlich an, nur kleine Mengen zu kaufen. Sie wollen sich einen kleinen Schoko-Riegel pro Tag gönnen? Dann kaufen Sie einen! Das Zehner-Vorrats-Pack bleibt im Regal, sonst ist es nämlich abends leer… Vielleicht können Sie sogar einen täglichen kurzen Einkauf einplanen, damit Sie garantiert nicht zuviel im Haus haben.

INFO

ALKOHOL

Alkohol hat viele Kalorien und einen Effekt, der im ersten Moment positiv klingt: Er senkt den Blutzucker. Das passiert allerdings erst lange Zeit, nachdem Sie den Alkohol getrunken haben. Für Diabetiker, die auf Insulin angewiesen sind, besteht daher die Gefahr einer Unterzuckerung. Trinken Sie Alkohol deswegen nur in Maßen und möglichst zu den Mahlzeiten.

5. Kurz vor der Kasse gehen Sie noch einmal durch, ob Sie alles wirklich brauchen, was in Ihrem Wagen liegt. Machen Sie sich für diesen Augenblick eine Liste mit den wichtigsten Regeln, die Sie noch einmal durchgehen können, wie „Vollkornbrot statt Weißbrot" oder „wenig Fleisch, aber mehr Gemüse".

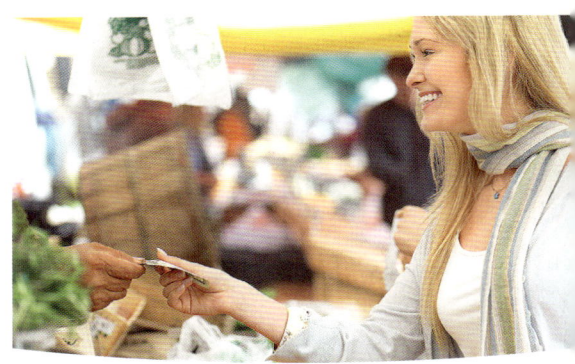

Selbst kochen

Eine ausgewogene Ernährung lässt sich am leichtesten in die Tat umsetzen, wenn Sie täglich frisch kochen. Kochen heißt dabei natürlich nicht, dass Sie jeden Tag ein Drei-Gänge-Menü auf den Tisch zaubern müssen. Viele Gerichte sind so schnell und einfach gemacht, dass sie nicht länger dauern als das Aufwärmen einer Tiefkühlpizza. Sie sind nur viel gesünder – und billiger. Wenn Sie bislang kaum gekocht haben, entdecken Sie für sich vielleicht ein schönes Ritual, um den Feierabend einzuleiten. Kochen hat auch mit Kreativität und Abwechslung zu tun. Denn Sie können z. B. ganz neue Gemüsesorten ausprobieren.

Wer frisch und kreativ kocht, kann sogar Lieblingsgerichte wie Pizza gesund zubereiten.

Planen Sie die Zeit fürs Kochen fest ein, und bitten Sie ggf. andere Familienmitglieder um Hilfe. Dafür darf dann auch jeder einmal Wünsche äußern. Falls Sie es nicht schaffen, täglich zu kochen, können Sie von Ihren Lieblingsgerichten direkt größere Mengen machen und einen Teil einfrieren. Fertigprodukte sind zur Ergänzung erlaubt. Am besten wählen Sie Ware, die möglichst wenig weiterverarbeitet wurde. Ein Beispiel: Kaufen Sie besser eine fertige Nudelsauce aus dem Kühlregal, die nur noch aufgewärmt werden muss, statt einer Dose Ravioli.

Ohnehin werden Sie feststellen, dass sich viele ungesunde Kalorienbomben so abwandeln lassen, dass sie in Ihren Speiseplan passen. Ein weiteres Beispiel: Pizzateig gibt es fast fertig in Packungen und muss nur noch möglichst dünn ausgerollt werden, den Boden belegen Sie selbst. So können Sie sich mit gesundem Belag eine leckere Pizza kreieren, die nahrhafter, kalorienärmer und abwechslungsreicher schmeckt als eine Tiefkühlpizza.

DIE ANZAHL DER MAHLZEITEN

Extreme Blutzuckerschwankungen sollten Sie als Diabetiker vermeiden. Völlig falsch wäre es daher, den ganzen Tag zu hungern, um sich abends den Magen vollzuschlagen. Verteilen Sie die Menge an erlaubten Gesamtkalorien besser über den ganzen Tag. Zwischen den drei Hauptmahlzeiten sollten Sie zwei bis drei kleine Snacks einnehmen. Wichtig dabei: Die Hauptmahlzeiten müssen entsprechend kalorienärmer sein, damit Sie insgesamt nicht zuviel essen.

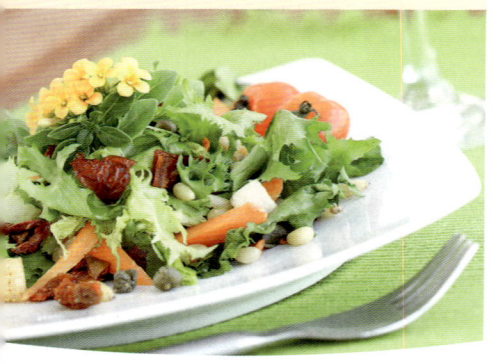

Mangelnde Zeit ist ein häufiges Argument fürs Nicht-Kochen, jedoch: Reisgerichte mit Gemüse, Salate und Vollkornnudeln mit verschiedenen Saucen gibt es in etlichen Varianten. Diese Gerichte gehen eigentlich immer schnell und sind sehr gesund. Als Gemüse können Sie mit gutem Gefühl Tiefkühlgemüse verwenden, dass schon in kleine Portionsgrößen zerschnitten wurde. Das spart wiederum Arbeit und Zeit. Wählen Sie aber bitte Packungen mit purem Gemüse, also ohne Rahm, Kräuterbutter oder Sauce. Eine schöne Alternative sind auch Aufläufe. Im Wesentlichen werfen Sie alles in eine Auflaufform und stellen diese in den Ofen. Auf dem Herd machen Sie sich nur noch eine leckere Sauce, die nicht zu viel Fett enthält. Je nach Rezept kommt die Sauce dann mit in die Form oder wird später zum Essen gereicht. Käse zum Überbacken sollte allerdings fettarm sein und nur in kleinen, abgewogenen Mengen verwendet werden.

In der Kantine oder im Restaurant
Schwieriger wird es, wenn Sie nicht alleine für Ihre Mahlzeit zuständig sind, sondern auf ein vorhandenes Angebot zurückgreifen müssen. Wieder gilt: Gehen Sie offen mit Ihrer Krankheit um. Den Kantinenchef im Job könnten Sie kurz zur Seite nehmen und ihm erklären, warum Sie immer Extrawünsche haben. Er wird mit Sicherheit Verständnis zeigen. In der Praxis lassen Sie sich grundsätzlich größere Portionen mit Gemüse oder Beilagen geben und dafür weniger Fleisch. Wenn Sie Fisch mögen, ist er eine gesunde Alternative. Vielleicht gibt es in Ihrer Kantine ja sogar eine Salattheke. Falls Sie mit dem Angebot dennoch nicht klar kommen sollten, scheuen Sie nicht davor zurück, sich Essen selbst mitzubringen, etwa belegtes Vollkornbrot. Dann holen Sie sich zur Ergänzung in der Kantine nur einen kleinen Salat und können trotzdem gemeinsam mit den Kollegen essen.

Im Restaurant ist die Situation einfacher, da dort die Auswahl normalerweise deutlich größer ist. Gemüse- oder Nudelgerichte stehen auf fast jeder Karte. Darüber hinaus fragen Sie ruhig nach, ob es weniger fette Saucen gibt, oder ob es die Erdbeeren zum Nachtisch auch ungezuckert gibt. Sie werden feststellen, dass das Servicepersonal in den meisten Fällen Ihre Extrawünsche gerne erfüllt.

Übergewicht abbauen

Während Typ-I-Diabetiker meist normalgewichtig sind, haben Typ-II-Diabetiker sehr häufig Übergewicht. Das Übergewicht muss unbedingt reduziert werden, um den Stoffwechsel zu entlasten. Bei einer gestörten Glukosetoleranz trägt eine Gewichtsabnahme sogar dazu bei, das Risiko eines Diabetes mellitus Typ II zu verringern. Häufig kommen bei Diabetikern weitere Faktoren hinzu, die eine Diät dringend empfehlenswert machen:

- Apfelförmiges Fettverteilungsmuster, Taillenumfang größer als 102 Zentimeter bei Männern bzw. 88 Zentimeter bei Frauen
- Bluthochdruck
- Fettstoffwechselstörungen

> ■ INFO
> # ERNÄHRUNGSPLAN IM ÜBERBLICK
>
> **Täglich:** Obst, Gemüse, Vollkornprodukte, fettarme Milchprodukte
> **Täglich:** Öle, Nüsse in Maßen
> **Zwei- bis dreimal pro Woche:** Fleisch oder Geflügel, Wurst als Aufschnitt
> **Zwei- bis dreimal pro Woche:** Seefisch

Bin ich übergewichtig?

Eine Einschätzung können Sie vornehmen, indem Sie Ihren Body-Mass-Index (BMI) bestimmen. Er drückt das Verhältnis von Körpergröße zu Gewicht aus. Berechnet wird er mit der Formel Gewicht geteilt durch die Größe zum Quadrat, also:

Gewicht in Kilogramm: (Größe x Größe in Meter) = BMI

Ein Beispiel für eine Frau, die 1,70 Meter groß ist und 75 Kilo wiegt:
75: (1,7 x 1,7) = BMI von 26

Jetzt stellt sich natürlich noch die Frage, was dieser Wert eigentlich aussagt. Abhängig vom Alter haben Mediziner eine Referenztabelle erstellt, die Hinweise darauf gibt, ob eine Gewichtsreduktion notwendig wäre:

Bereich 1: Sie sind untergewichtig
Bereich 2: Sie haben Ihr Normalgewicht
Bereich 3: Sie sind etwas übergewichtig und sollten die Kalorienzufuhr
leicht einschränken
Bereich 4: Sie sind klar übergewichtig und müssen dringend abnehmen
Bereich 5: Sie haben erhebliches Übergewicht, lassen Sie sich von Ihrem
Arzt beraten, wie Sie dauerhaft Gewicht verlieren können

TABELLE FÜR FRAUEN

Alter	Bereich 1	Bereich 2	Bereich 3	Bereich 4	Bereich 5
18 – 24	< 19	19 – 24	24 – 29	29 – 39	> 39
25 – 34	< 20	20 – 25	25 – 30	30 – 40	> 40
35 – 44	< 21	21 – 26	26 – 31	31 – 41	> 41
45 – 54	< 22	22 – 27	27 – 32	32 – 42	> 42
55 – 64	< 23	23 – 28	28 – 33	33 – 43	> 43
65 +	< 24	24 – 29	29 – 34	34 – 44	> 44

TABELLE FÜR MÄNNER

Alter	Bereich 1	Bereich 2	Bereich 3	Bereich 4	Bereich 5
18 – 24	< 20	20 – 25	25 – 30	30 – 40	> 40
25 – 34	< 21	21 – 26	26 – 31	31 – 41	> 41
35 – 44	< 22	22 – 27	27 – 32	32 – 42	> 42
45 – 54	< 23	23 – 28	28 – 33	33 – 43	> 43
55 – 64	< 24	24 – 29	29 – 34	34 – 44	> 44
65 +	< 25	25 – 30	30 – 35	35 – 45	> 45

Ein wichtiger Hinweis: Der BMI gibt das Verhältnis von Körpergröße zu Gewicht wieder, er bezieht jedoch nicht die Gewichtsverteilung ein. Da Muskeln schwerer sind als Fett, kann ein sehr durchtrainierter Sportler also einen verhältnismäßig hohen BMI haben, obwohl er nicht abnehmen muss.

Erste Schritte zum Wunschgewicht

Wahrscheinlich hat Ihr Arzt Sie bereits darauf angesprochen, dass eine Gewichtsabnahme sinnvoll wäre. Sonst sprechen Sie bitte Ihrerseits Ihren Arzt an. Denn als Diabetiker können Sie nicht essen, was Sie wollen. Eine Schulung durch einen Diabetologen, einen Diabetesassistenten und vielleicht sogar durch einen Diätberater wäre auf jeden Fall sinnvoll. Besprechen Sie einen realistischen Plan zum Abnehmen. Bereiten Sie sich auf das Gespräch vor, indem Sie zuvor ehrlich notieren, wo Ihre Schwachstellen liegen, und in welchen Bereichen Sie die größten Hindernisse vermuten, etwa „Ich kann nicht auf Süßigkeiten verzichten" oder „Ich esse jeden Tag Fleisch". Dann können Sie gemeinsam einen individuellen Plan ausarbeiten. Viele übergewichtige Menschen haben bereits einige erfolglose Diäten hinter sich. Falls das Abnehmen tatsächlich funktionierte, trat häufig der Jojo-Effekt ein und die Kilos waren bald wieder drauf, häufig sogar noch mehr. Das hat i. d. R. mehrere Gründe, die Sie kennenlernen müssen, damit eine erneute Gewichtsabnahme auf Dauer gehalten werden kann.

■ Wer abnehmen möchte, achtet auf seine Ernährung, schränkt sich ein und zählt Kalorien. Ist das Wunschgewicht erreicht, verhalten sich die meisten Menschen im übertragenen Sinne wie Sportler nach dem Zieleinlauf: Sie ruhen sich aus. Die Disziplin lässt nach, schließlich ist die Diät ja beendet – und ruckzuck sieht der Speiseplan wieder genauso aus wie vor der Gewichtsabnahme. Mit dem Resultat, dass die Pfunde nach und nach zurückkehren.

■ Übergewichtige Menschen treiben meistens keinen Sport, und häufig bauen Sie Ihre Diät auch alleine darauf auf, die Kalorien beim Essen zu reduzieren, ohne sich zusätzlich zu bewegen. Das führt allerdings dazu, dass der Körper zur Energiegewinnung auch Muskelmasse abbaut – die wird aus seiner Sicht ja ohnehin kaum

■ INFO

ADIPOSITAS UND FETTSUCHT

Liegt der BMI im höchsten Bereich, ist daran fast immer eine Krankheit schuld, jedoch nur selten eine physische. Die sogenannte „Fettsucht" hat in erster Linie psychosomatische Gründe, und meistens kommen mehrere Faktoren zusammen, etwa Unsicherheit, Langeweile, Frust und Stress. Der Effekt ist übermäßiges Essen, wobei der Betroffene faktisch das Sättigungsgefühl verliert. Eine Diät allein hilft in solchen Fällen nicht. Eine begleitende Therapie ist ein unbedingtes Muss.

benötigt. Außerdem kann er das Eiweiß der Muskeln leichter in Energie umwandeln als die Fettreserven. Muskeln verbrennen jedoch sogar im Ruhezustand Energie. Je weniger Muskeln Sie haben, desto weniger Kalorien braucht der Körper. Das bedeutet: Nach der Diät (ohne Sport) ist der Energiebedarf durch den Muskelabbau gesunken, und die Kalorien setzen noch schneller an.

Bei einer schnellen Diät reduziert der Körper den Energiebedarf, und Sie nehmen später leichter zu.

■ Eine Diät simuliert dem Körper eine Notsituation: Es gibt nicht genügend Nahrung, deswegen muss er seine Reserven abbauen. Der Selbsterhaltungstrieb des Körpers führt dazu, dass er versucht, den Energiebedarf zu drosseln, etwa durch den eben beschriebenen Muskelabbau. Nach der Diät läuft er deswegen immer noch im Energiesparmodus. Dieser Effekt und die abgebauten Muskeln führen dazu, dass die anfangs erwähnte Umstellung auf die zuvor übliche Ernährungsweise fatale Folgen hat: Die vorhandenen Fettdepots werden wieder aufgefüllt und zusätzlich neue angelegt.

Aus diesem Wissen kann man nun die zwei wichtigsten Grundsätze für erfolgreiches Abnehmen ableiten:

1. Wenn Sie langfristig weniger Gewicht auf die Waage bringen möchten, müssen Sie auch Ihre Ernährung dauerhaft umstellen und Ihr Leben lang einige Grundregeln einhalten!

2. Für eine erfolgreiche Diät sollten Sie auf der einen Seite bei der Ernährung Kalorien reduzieren und auf der anderen Seite für mehr Bewegung sorgen. Denn das treibt nicht nur den Verbrauch in die Höhe, sondern verhindert auch den Abbau der Muskeln.

Individueller Kalorienbedarf

Sie können gerne an die Wirksamkeit von Wunderdiäten glauben, bei denen Sie ruckzuck abnehmen, das Gewicht langfristig halten, und das alles ohne die geringste Anstrengung zu unternehmen. Die bessere Variante wäre es aber, wenn Sie akzeptieren, dass Sie Ernährung und Verhalten dauerhaft umstellen müssen. Denn effizientes Abnehmen funktioniert nur nach einem Prinzip: Ihr Körper muss mehr Energie verbrauchen als Sie ihm über die Nahrung zuführen. Ist das Wunschgewicht dann erreicht,

INFO

Die drei größten Irrtümer beim Abnehmen

1. Abends essen macht schneller dick – diese Mär hält sich hartnäckig, obwohl nichts dran ist. Für die Fettpolster ist nur die Gesamtmenge an Kalorien pro Tag wichtig. Allerdings: Ein schweres Abendmahl belastet die Verdauung und kann zu Schlafstörungen führen, also besser nicht zu spät essen.

2. Wer abnehmen will, sollte möglichst wenig essen – dieser Ratschlag gehört ebenfalls in die Mottenkiste. Der Körper braucht eine Mindestmenge an Kalorien, damit er überhaupt auf Touren kommt, sonst fährt er den Verbrauch so weit runter, dass das Abnehmen immer schwerer wird. Es ist daher deutlich effektiver und gesünder, die Kalorienmenge nur leicht zu reduzieren – Diabetiker sollten Ihr Diät-Programm außerdem mit dem Arzt besprechen.

3. Wer abnimmt, sollte täglich das Gewicht kontrollieren – wieder falsch. Zu häufige Kontrollen führen nur zu Frust, da es beim Abnehmen immer wieder Phasen gibt, in denen die Pfunde sehr langsam purzeln. Das ist normal. Außerdem müssen Sie parallel Sport treiben, und da Muskeln schwerer sind als Fett, sollten Sie sich anfangs gar nicht wiegen und lieber nachschauen, wie sich der Sitz der Hosen verändert. Einmal im Monat wiegen reicht!

muss diese Bilanz ausgeglichen sein: Sie essen so viel wie Sie verbrauchen. Zunächst einmal müssen Sie also wissen, wie viele Kalorien Ihr Körper tatsächlich braucht. Diese Menge setzt sich aus zwei Komponenten zusammen: Grundumsatz und Leistungsumsatz.

Der Grundumsatz ist die Energie, die der Körper braucht, um alle lebenswichtigen Funktionen wie Atmung oder Herzschlag am Laufen zu halten. Das muss er sogar tun, wenn wir auf der Couch liegen. Deswegen wird der Grundumsatz auch als Ruheumsatz bezeichnet. Sein Anteil am gesamten Energiebedarf liegt im Durchschnitt zwischen 55 und 70 Prozent. Für den Körper ist es lebenswichtig, diesen Umsatz liefern zu können, deswegen versucht er bei einer Diät als erstes, den Grundumsatz herunterzufahren, indem er Muskeln abbaut. Denn auch die verbrauchen im Ruhezustand Energie. Das können Sie nur durch regelmäßige Bewegung verhindern und sogar im Gegenteil durch den Aufbau einer größeren Muskelmasse dafür sorgen, dass der Grundumsatz steigt.

Hohes Gewicht führt übrigens auch zu einem höheren Ruheumsatz, da ja der gesamte Körper versorgt werden muss. Wer kräftig abnehmen will, muss die Kalorienmenge also von Zeit zu Zeit anpassen.

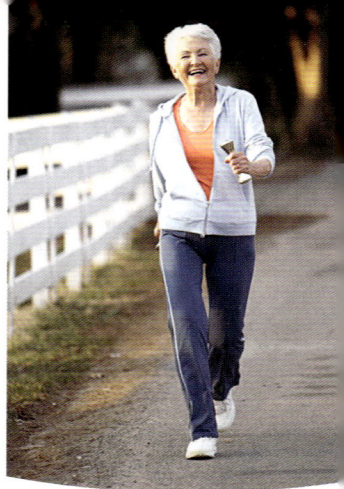

Der Leistungsumsatz ist dagegen die Energie, die wir für Aktivität verbrennen. Damit ist natürlich nicht nur Sport gemeint, sondern jede Form von Bewegung. Dementsprechend hat ein Büroangestellter einen geringeren Leistungsumsatz als ein Schreiner, der sich körperlich mehr anstrengen muss. Dieser Umsatz wird daher auch Arbeitsumsatz genannt. Bei einer Diät ist er von großer Bedeutung, weil wir ihn leicht anheben können.

Hinzu kommt Energie, die wir für unsere Stoffwechsel- und Verdauungsvorgänge benötigen. Ihre Höhe hängt von der Zusammensetzung und Menge der Nahrung ab. Der Anteil ist jedoch so gering, dass Sie ihm bei einer Diät keine Beachtung schenken müssen.

Grundlage jeder Diät ist also die Berechnung Ihres persönlichen Kalorienbedarfs. Sie funktioniert folgendermaßen:
Gesamtenergiebedarf = Grundumsatz + Leistungsumsatz.

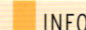 **INFO**

Für eine ungefähre Einschätzung hilft Ihnen außerdem die Referenztabelle der Energiezufuhr weiter. Sie wurde gemeinsam entwickelt von der Deutschen Gesellschaft für Ernährung e. V. (DGE), der Österreichischen Gesellschaft für Ernährung (ÖGE), der Schweizerischen Gesellschaft für Ernährungsforschung (SGE) sowie der Schweizerische Vereinigung für Ernährung (SVE):

Alter	Körpergewicht (kg)		Grundumsatz (kcal / Tag)	
	männlich	**weiblich**	**männlich**	**weiblich**
15-19 Jahre	67	58	1820	1460
19-25 Jahre	74	60	1820	1390
25-51 Jahre	74	59	1740	1340
51-65 Jahre	72	57	1580	1270
65 Jahre und älter	68	55	1410	1170

Damit haben Sie also einen Durchschnittswert für Ihren Grundumsatz. Vermutlich weicht Ihr Gewicht jedoch stark von den Durchschnittswerten ab. In diesem Fall hilft die Faustregel: Grundumsatz = eine Kalorie pro Kilogramm Gewicht in einer Stunde. Für eine Frau, die 80 Kilogramm wiegt, würde das bedeuten: 80 x 24 = 1920 Kalorien Grundumsatz.

Jetzt kommt noch der Leistungsumsatz hinzu. Der hängt natürlich davon ab, wie viel Sie sich tatsächlich bewegen. Für die Berechnung nimmt man die Einheit PAL (Physical Activity Level). Die Vorgehensweise ist ganz einfach. Sie schauen in der folgenden Liste der Deutschen Gesellschaft für Ernährung nach, welcher PAL-Wert auf Sie zutrifft und multiplizieren ihn mit Ihrem Grundumsatz.

Der individuelle Kalorienbedarf hängt auch davon ab, wie viel Sie sich täglich bewegen.

PAL-Wert 1,4 – 1,5: ausschließlich sitzende Tätigkeit mit wenig oder keiner anstrengenden Freizeitaktivität, z. B. Büroangestellte, Feinmechaniker.

PAL-Wert 1,6 – 1,7: sitzende Tätigkeit, zeitweilig auch zusätzlicher Energieaufwand für gehende und stehende Tätigkeiten, z. B. Laboranten, Kraftfahrer, Studierende, Fließbandarbeiter.

PAL-Wert 1,8 – 1,9: überwiegend gehende und stehende Arbeit, z. B. Verkäufer, Kellner, Mechaniker, Handwerker.

PAL-Wert 2,0 – 2,4: körperlich anstrengende Arbeit, z. B. Bauarbeiter Für sportliche Betätigungen oder anstrengende Freizeitaktivitäten (30 bis 60 Minuten, vier- bis fünfmal pro Woche) können pro Tag 0,3 PAL- Einheiten hinzugerechnet werden.

Für unser Beispiel hieße das: Angenommen, die Frau arbeitet im Büro, ihr PAL-Wert läge dann bei 1,4. Sie würde also den Grundumsatz von 1920 Kalorien mit 1,4 multiplizieren: 1920 x 1,4 = 2688 Kalorien pro Tag.

Da wir den Grundumsatz jedoch nur mit einer Faustformel berechnet haben, handelt es sich lediglich um eine Einschätzung. Zur Sicherheit lassen Sie den Energiebedarf von einer Diätassistentin exakt berechnen. Falls Ihr Gewicht noch im Normalbereich liegen sollte, können Sie Ihren Energiebedarf auch aus der Tabelle ablesen.

INFO

Alter	Körperliche Aktivität in kcal / Tag					
	(PAL-Wert 1,4)		(PAL-Wert 1,6)		(PAL-Wert 1,8)	
	m	w	m	w	m	w
15 bis unter 19 Jahre	2500	2000	2900	2300	3300	2600
19 bis unter 25 Jahre	2500	1900	2900	2200	3300	2500
25 bis unter 51 Jahre	2400	1900	2800	2100	3100	2400
51 bis unter 65 Jahre	2200	1800	2500	2000	2800	2300
65 Jahre und älter	2000	1600	2300	1800	2500	2100

Kalorienmenge bei Diäten

Empfohlen werden 1000 Kalorien weniger am Tag, dies sollte jedoch auf Weisung des Arztes durchgeführt werden.

Kalorien-Tabellen helfen dabei, die Mahlzeiten zu berechnen und die empfohlene Menge einzuhalten.

Kalorien-Kontrolle

Jetzt wissen Sie also, wie viel Sie etwa pro Tag zu sich nehmen dürfen, damit Sie einige Pfunde verlieren. Der schwerste Teil liegt allerdings noch vor Ihnen: diesen Plan in die Tat umzusetzen. Am besten kaufen Sie sich zunächst eine umfangreiche Kalorientabelle, damit Sie zählen können, was Sie essen.

Die Ernährungsempfehlungen für Diabetiker gelten natürlich auch während einer Diät. Sie sollten also drei Hauptmahlzeiten zu sich nehmen und zwei zusätzliche Snacks. Überlegen Sie sich vorher, was Sie essen möchten und wie Sie die Kalorien verteilen, sonst essen Sie morgens und mittags womöglich zu viel. Da Sie abends nicht hungern wollen und auch nicht sollen – bei Typ I und fortgeschrittenem Typ II Gefahr der Unterzuckerung! – passiert es dann schnell, dass Sie die erlaubte Menge überschreiten.

Richten Sie sich außerdem nach der Empfehlung, 40 bis 60 Prozent Kohlenhydrate zu sich zu nehmen, nach Möglichkeit komplexe Kohlenhydrate und nicht zu viel Fett. Während einer Diät sollten Fette nicht viel mehr als 25 Prozent der Gesamtmenge an Kalorien ausmachen.

Verhaltenstipps

In der Praxis scheitert eine Diät häufig an mangelnder Motivation und Disziplin. Beginnen Sie Ihr neues Programm also nicht halbherzig oder lustlos. Machen Sie sich klar, dass Gesundheit Lebensqualität bedeutet! Mit weniger Gewicht können Sie aktiver werden und mehr Dinge unternehmen, die Ihnen Spaß machen. Sie finden passende Kleidung und entdecken ein neues Selbstbewusstsein! Wir haben Ihnen einige Ratschläge zusammengestellt, damit es besser klappt.

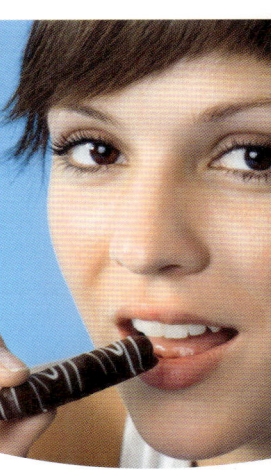

- **Notieren Sie sich, was Sie essen** und zwar ganz konsequent. Bei vielen Menschen entsteht Übergewicht nämlich durch die Kleinigkeiten, die sie zwischendurch essen und kaum wahrnehmen: Kekse, einen Schokoriegel, ein Stück Wurst.
- **Sie sollten kalorienarmen Ersatz schaffen,** damit Sie nicht aus Langeweile oder Gewohnheit essen. Statt Chips können Sie vorm Fernseher z. B. zuckerfreie Kaugummis kauen, in kleine Stückchen geschnittenes Obst oder Lutschbonbons.
- **Lenken Sie sich ab.** Überlegen Sie sich Dinge, die Sie tun könnten, wenn Sie eigentlich aus Langeweile essen wollen. Vorm Fernseher kann Handarbeit z. B. hilfreich sein.
- **Fordern Sie Ihre Disziplin nicht heraus!** Kaufen Sie nichts ein, was Sie nicht essen dürfen bzw. besorgen Sie nur so kleine Mengen, wie sie Ihr Diätplan zulässt.
- **Beschränken Sie die Menge,** falls Sie sich ein Extra gönnen wollen: Legen Sie zwei Kekse auf einen Teller, und nehmen diesen mit ins Wohnzimmer. Die Dose bleibt im Küchenschrank.
- **Legen Sie Ausnahmen vorher fest.** Bei vielen Menschen werden die Ausnahmen im Laufe der Diät immer häufiger. Erst ist es nur die Geburtstagseinladung, dann wird das Wochenende ausgenommen, und plötzlich wandert die Hand abends wieder in die Chipstüte. Legen Sie deswegen vorher fest, wie viele Ausnahmen erlaubt sind, z. B. zwei pro Monat. Falls Sie öfters eingeladen sind, müssen Sie an den übrigen Tagen trotzdem Ihre Kalorienmenge einhalten.
- **Beziehen Sie andere Menschen ein.** Bitten Sie Familie, Freunde und Kollegen um Unterstützung. Niemand soll Ihnen mehr Kuchen mitbringen oder im Sommer mit einem Eis eine Freude machen. Ihre Familie kann Sie außerdem darauf hinweisen, wenn Sie Unerlaubtes essen möchten.

Tipps fürs Essen und Kochen

- **Achten Sie bei Fertigprodukten genau auf die Kalorienangabe.** Gelten die Werte bei den Pralinen z. B. pro Stück oder pro 100 Gramm?
- **Auch die Fettmenge müssen Sie kontrollieren.** Fertigwaren enthalten häufig mehr Fett als frisch gekochte. Sie dürfen die maximal 30 Prozent jedoch nicht überschreiten!
- **Ersetzen Sie fetthaltige Produkte beim Kochen.** Statt Sahne kann z. B. Milch in die Sauce.
- **Wählen Sie magere Fleischvarianten.** Grillen Sie lieber Putenbrust als Bauchspeck.
- **Legen Sie sich mehr Beilagen als Fleisch auf den Teller.** Gemüse können Sie in großen Mengen essen, auch Kartoffeln, Reis und Nudeln haben weniger Kalorien als Fleisch oder Geflügel.
- **Sparen Sie mit Saucen.** Füllen Sie sich nur wenig Sauce auf und teilen diese bis zum Ende der Mahlzeit ein.
- **Schneiden Sie Fett weg.** Das gilt nicht nur für einen Fettrand beim Schweinefleisch, sondern auch für die Haut von Hähnchen, Ente & Co.
- **Kochen Sie häufiger mal ohne Fleisch.** Leckere Reis-Gemüse-Gerichte oder Pasta mit einer fettarmen Sauce schmecken hervorragend und helfen beim Kaloriensparen.
- **Ihre Nahrung sollte viele Ballaststoffe enthalten.** Die quellen nämlich auf, weswegen Sie sich länger satt fühlen.
- **Trinken Sie viel Wasser.** Das hilft dabei, den Magen zu füllen und unterdrückt das Hungergefühl ein wenig. Ein großes Glas vor dem Essen führt dazu, dass Sie weniger zu sich nehmen.
- **Vorsicht bei Säften!** Ein Multivitaminsaft hat genauso viele Kalorien wie Cola. Die beste Wahl sind daher Wasser, ungesüßte Früchte-, Kräuter- oder Roibuschtees.
- **Essen Sie langsam.** Wer schlingt, isst meistens mehr als der Körper braucht. Kauen Sie jeden Bissen sehr sorgfältig, dann stimmt das Tempo von alleine.

TIPP

HEISSHUNGER

Fast jeder, der schon einmal eine Diät gemacht hat, kennt dieses Gefühl: ein anfallartiges Verlangen nach bestimmten Lebensmitteln – eine Heißhungerattacke. Häufig geht es um Süßes, aber auch Junk Food oder der Wunsch, grundsätzlich sehr viel zu essen, kommen vor. Heißhunger auf bestimmte Lebensmittel sollten Sie befriedigen, aber natürlich nur in sehr kleinen Mengen. Essen Sie ein oder zwei Stück Schokolade. Das ist von der Kalorienmenge her verträglich. Einem regelrechten Fressanfall können Sie nur vorbeugen, indem Sie möglichst regelmäßig essen und die Kalorienzufuhr nicht zu stark herunterfahren.

- **Genießen Sie Ihr Essen.** Decken Sie den Tisch besonders schön, richten das Essen hübsch an, und nehmen Sie sich Zeit. Das Verzichten fällt Ihnen leichter, wenn Sie sich auf die nächste richtige Mahlzeit richtig freuen können.
- **Gönnen Sie sich Delikatessen.** Sie essen jetzt weniger und kochen vielleicht sogar mehr selbst als früher. Beides spart Geld. Also gönnen Sie sich hin und wieder kalorienarme Leckereien wie Garnelen oder ein Stück Rinderfilet. Das werden Sie besonders genießen! Erlaubt ist das natürlich nur, wenn Sie Ihren Diätplan einhalten.

Medikamente zur Unterstützung

Unter bestimmten Bedingungen können Medikamente die Gewichtsabnahme unterstützen. Die Betonung liegt auf „unterstützen". Wer glaubt, er müsse zum Abnehmen nur Tabletten nehmen, liegt falsch. Ein Ersatz für die notwendige Ernährungsumstellung sind diese Mittel nämlich nicht. Solche Arzneistoffe sind z. B. Sibutramin, Orlistat und Rimonabant. Sibutramin führt zu einer besseren Sättigung und zu einer Steigerung des Energieverbrauchs, während Orlistat die Fettaufnahme des Körpers um bis zu 30 Prozent verringert. Rimonabant wirkt auf die Gehirnregion, von der aus das Sättigungsgefühl gesteuert wird. Sprechen Sie Ihren Arzt darauf an, ob er die Einnahme solcher Präparate in Ihrem Fall für sinnvoll hält. Selbstverständlich würde er eine entsprechende Therapie dann auch medizinisch begleiten.

Frei verkäufliche Schlankheitspillen sind oft wirkungslos und für Diabetiker ohnehin nicht geeignet.

In Apotheken und Drogerien werden weitere Schlankheitsmittel angeboten, die Sie bitte keinesfalls nehmen dürfen. Sie sind z. T. wirkungslos, andere können gefährliche Nebenwirkungen entwickeln, und als Diabetiker müssen Sie auf Ihren Stoffwechsel nun einmal besonders gut achten.

Operationen als letzter Ausweg

Extreme Adipositas mit einem BMI von über 40 führt häufig nicht nur zu Diabetes, sondern auch zu starken Herz-Kreislauf-Problemen, die Lebensqualität ist herabgesetzt und die Lebenserwartung verkürzt. Eine Ernährungsumstellung muss in solchen Fällen so oder so mit einer Therapie kombiniert werden, um die Ursachen für den hohen Kalorien-Konsum zu beseitigen. Leider bringt auch die Therapie nicht immer den gewünschten Erfolg. Eine Reduktion des Gewichtes ist aber immens wichtig für die Gesundheit. In solchen Fällen könnte der Arzt einen Eingriff empfehlen.

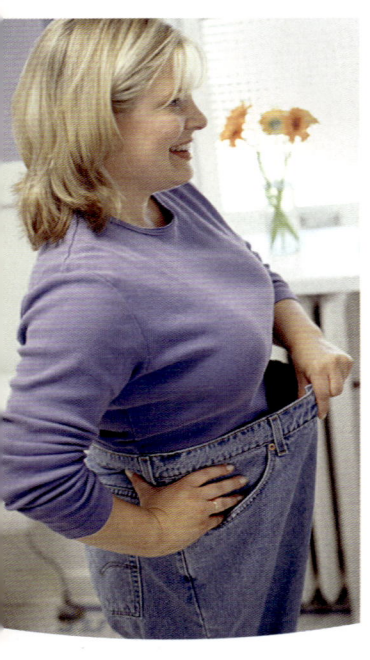

Ein **Magenband** müssen Sie sich so vorstellen, als hätte jemand einen Gürtel um den Magen gelegt und etwas fester zugeschnürt, sodass optisch eine Taille entsteht.

Der **Magenbypass** wird nur in besonders schweren Fällen durchgeführt, weil der Eingriff sehr aufwendig ist. Im Prinzip geht es darum, die Nahrung an den Passagen des Verdauungstraktes vorbeizuleiten, die für die Nährstoffaufnahme zuständig sind. Gleichzeitig werden Magen und Darm verkleinert.

Eine relativ neue Technik ist die Bildung eines **Schlauchmagens**. Dabei entfernt der Chirurg einen Teil des Magens und formt aus dem Rest einen Schlauch. Es passt also weniger Essen in den Bauch. Gleichzeitig entnimmt der Arzt Magenschleimhaut. Dort wird wiederum das Hormon Ghrelin gebildet, das den Appetit anregt. Weniger Magenschleimhaut heißt also weniger Appetit.

Ohne Operation kommt der **Magenballon** aus. Der Arzt führt ihn über die Speiseröhre in den Magen und füllt ihn anschließend mit Wasser oder Luft. Der Ballon führt zu einem schnelleren Sättigungsgefühl, da schon wenig Nahrung ausreicht, damit der Platz im Magen gefüllt ist.

Bewegung und Sport bei Diabetes

Hat sich der Körper erst an regelmäßige Bewegung gewöhnt, fällt sie leichter und macht Spaß. Außerdem hat Sport auch soziale Aspekte, kann zum Stressabbau beitragen und stärkt das Immunsystem. Es gibt also viele gute Gründe, nicht auf der Couch zu verweilen. Bei Diabetikern Typ II kommt hinzu, dass Bewegung das Fortschreiten der Krankheit verlangsamen kann. Anders sieht es beim Diabetes Typ I aus. Für sie ist Sport immer mit einer extrem genauen Beobachtung des Insulin-Spiegels verbunden.

Diabetes Typ I - Risiko der Unterzuckerung

Bei einem gesunden Stoffwechsel führt Bewegung dazu, dass der Energiebedarf akut ansteigt. Dabei sorgt die Muskulatur durch ihre Kontraktion
dafür, dass sie mehr Glukose aufnehmen kann, indem sie eine Art Glukose
transporter (GLUT4) in die Muskelzellmembran bringt. Dieser Transporter
wirkt ähnlich wie das Insulin. Jetzt müsste also eigentlich der Blutzuckerspiegel abfallen. Das verhindert der Körper, indem er die Insulin-Produktion zurückfährt. Weitere Hormone, u. a. Glucagon als Gegenspieler des
Insulins, unterstützen diesen Effekt. Es gelangt also z. B. Glukose aus der
Leber ins Blut. Ist die Bewegung beendet, werden die Glukose-Speicher
von Leber und Muskeln wieder aufgefüllt.

All das kann jedoch nicht reibungslos ablau-
fen, wenn das Insulin künstlich hinzugeführt
wird. Das Resultat kann eine Unterzuckerung sein. Wird eine Insulinspritze ausge-
lassen, steigt der Blutzuckerspiegel jedoch
zu stark an. Gleichzeitig ist der Effekt der
Bewegung auf eine generelle Verbesserung
des Stoffwechsels so gering, dass sich Sport
als unterstützende Therapieform für Typ I
Diabetiker nicht eignet.

Das bedeutet natürlich nicht, dass Sie auf
Sport verzichten müssen. Sogar Ausdauersportarten sind möglich. Dafür ist es aber
nötig, dass Sie regelmäßig Ihren Blutzuckerspiegel überprüfen. Ein Sport-

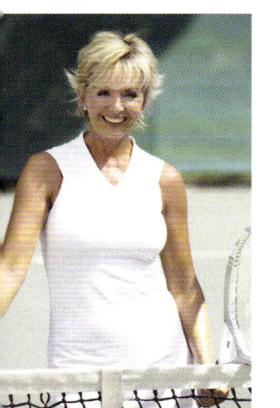

Insulin-Tagebuch hilft dabei, den individuellen Stoffwechsel besser kennenzulernen und die benötigte
Insulin-Menge richtig einzuschätzen, abhängig von
Art und Dauer der Bewegung. Als Notfallmaßnahme
sollten Diabetiker außerdem immer Traubenzucker
bei sich tragen, um einer drohenden Unterzuckerung
entgegen wirken zu können. Trainer und Sportka-
meraden müssen über die Krankheit und das damit
verbundene Risiko informiert sein.

TIPP

GEFÄHRLICHE SPORT-ARTEN VERMEIDEN

Im Prinzip können Diabetiker Typ I jeden
Sport ausüben, den sie möchten, sobald
sie gelernt haben, ihre Blutzuckerwerte
zu kontrollieren. Da die Gefahr einer
Unterzuckerung dennoch besteht, emp-
fehlen Diabetologen, Risiko-Sportarten wie
Klettern, Drachenfliegen oder Wildwasser-
Kanufahren zu vermeiden.

Diabetes Typ II - Sport als Therapieform

Für Diabetiker Typ II ist regelmäßige Bewegung, besser noch Ausdauersport, eine der wichtigsten Maßnahmen, die sie selbst ergreifen können,
neben der Umstellung der Ernährung und der Reduktion von Übergewicht.

Ein wichtiger Effekt des Sportprogramms ist offensichtlich: Eine Diät sollte
nur in Kombination mit Bewegung erfolgen, um zu vermeiden, dass der
Körper Muskelmasse statt Fett abbaut. Außerdem verbrennen Sie beim
Sport natürlich Kalorien. Die Gewichtsabnahme erfolgt dementsprechend
von zwei Seiten: Über die Ernährungsumstellung reduzieren Sie die
Kalorienzufuhr, und über den Sport steigt der Kalorienverbrauch. Dementsprechend schneller nehmen Sie ab. Die
zusätzliche Muskelmasse sorgt außerdem dafür, dass Ihr Körper selbst im Ruhezustand
mehr Kalorien verbrennt. Sport ist also ein
Muss, wenn Sie langfristig abnehmen möchten. Nur eines dürfen Sie in der Anfangszeit
nicht tun: sich auf die Waage stellen. Da
Muskeln schwerer sind als Fett, dürfte sich
die Gewichtsanzeige in der ersten Zeit kaum
verändern oder sogar nach oben gehen –
obwohl die Speckröllchen bereits weniger
werden. Verlassen Sie sich also in den ersten
Wochen auf die Erkenntnis, dass Ihre Hosen
offensichtlich besser passen.

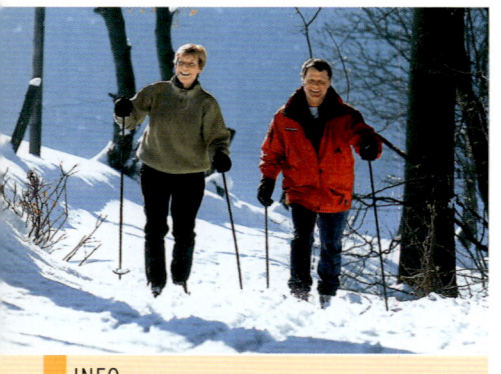

SPORT UND HUNGER

Sport wirkt wie ein Appetitzügler. Das hat
eine Studie der englischen Universität Surrey
und des Imperial College London gezeigt.
Eine Gruppe mit Testpersonen trieb nach
dem Frühstück Sport – bei ihnen fanden
die Forscher anschließend körpereigene
Appetitzügler. Eine zweite Gruppe durfte
faulenzen – und hatte das Hormon Ghrelin
im Blut, das den Hunger fördert. Ein
weiterer Grund dafür, dass Sport eine Diät
ideal ergänzt.

Übrigens: Die Fettverbrennung läuft bei
Ausdauersport auf Hochtouren, und das hält
auch noch eine Weile an, wenn Sie längst
schon unter der Dusche stehen. Deswegen
sollten Sie möglichst nicht direkt nach dem
Sport etwas essen, wenn Sie abnehmen
wollen. Messen Sie aber zur Sicherheit Ihren
Blutzuckerspiegel, um die Gefahr einer Unterzuckerung zu vermeiden.

Gewichtsreduktion ist aber nicht das einzige Argument für ein Sportprogramm. Regelmäßige Bewegung fördert nämlich die Insulin-Sensitivität der Muskelzellen, gleichzeitig setzen die Muskeln den Glukosetransporter GLUT4 ein, um mehr Energie zu erhalten. Er wirkt ähnlich wie Insulin und holt mehr Glukose in die Zellen. Bewegung sorgt also dafür, dass Ihr Blutzuckerspiegel auf natürliche Weise sinkt!

Bei gestörter Glukosetoleranz lassen sich durch Ausdauertraining ebenfalls die Insulin-Sensitivität und die Stoffwechseleinstellung verbessern. Dieser Effekt hält aber nur wenige Tage an – wenn Sie sich also regelmäßig bewegen, senken Sie das Risiko, Diabetes Typ II auszubilden!

■ TIPP

DIE RICHTIGE SPORTART

Ausdauersportarten gelten für Diabetiker Typ II als die ideale Therapie-Ergänzung. Dabei sind einige besser geeignet als andere. Schwimmen z. B. ist für Menschen mit hohem Übergewicht besonders schonend, Walking besser als Jogging. Ausdauer-Kurse im Fitness-Center sollten in verschiedenen Schwierigkeitsstufen gebucht werden, abhängig von der vorhandenen Kondition. Außerdem ist das Radfahren eine gute Sportvariante für Einsteiger. Allerdings: Wenn Ihnen die gewählte Sportart keinen Spaß macht, werden Sie nicht lange dabei bleiben. Probieren Sie also aus, was Ihnen am besten liegt. Abwechslung bringen natürlich Kombinationen, etwa zweimal in der Woche Walking und einmal ins Schwimmbad.

Bewegung in den Alltag bringen

Regelmäßig Bewegung ist für Typ-II-Diabetiker von großer Bedeutung. Sie hilft dabei, Übergewicht abzubauen und verbessert die Insulin-Sensitivität der Zellen. Sie sollten also jede Gelegenheit nutzen, um den Kreislauf in Schwung zu bringen. Ganz nebenbei beugt Bewegung weiteren Krankheiten vor und stärkt u. a. Ihr Immunsystem. All das bezieht sich nicht allein auf Sport, sondern fängt bei der Bewegung im Alltag an.

- Benutzen Sie grundsätzlich weder Rolltreppen noch Fahrstuhl, sondern nehmen Sie die Treppen.
- Machen Sie kürzere Wege grundsätzlich zu Fuß.
- Parken Sie etwas weiter weg von Haustür oder Arbeitsplatz entfernt, so ist ein kurzer Spaziergang zweimal am Tag garantiert.
- Bei schönem Wetter können Sie mit dem Fahrrad zum Einkaufen fahren, falls Sie nur Kleinigkeiten brauchen.
- Nutzen Sie die Mittagspause, um ein paar Minuten spazieren zu gehen.
- Schaffen Sie sich Gelegenheiten, um Spaß und Bewegung miteinander zu verbinden: Was hindert Sie denn daran, im Wohnzimmer alleine zu Ihrer Lieblingsmusik zu tanzen?

Ausdauersport als Teil der Therapie

Die meisten Typ II Diabetiker haben Übergewicht, sind 40 Jahre alt oder erheblich älter und haben seit Jahren keinen Sport mehr getrieben. Sie müssen also gut darauf achten, dass Sie sich nicht übernehmen. Steigen Sie langsam ein, auch wenn Sie ehrgeizige Ziele entwickeln sollten. Denn Ihr Körper muss sich an die neue Belastung erst gewöhnen. Das gilt übrigens nicht nur für Ihr Herz-Kreislauf-System und die Muskeln. Auch Bänder und Knochen stellen sich erst nach und nach auf die neuen Anforderungen ein. Steigern Sie das Trainingspensum also nicht zu schnell.

Grundsätzlich gilt: Lieber mehrmals in der Woche wenige Minuten Sport treiben als einmal eine Stunde lang. Planen Sie die Bewegung in Ihren Alltag ein, etwa jeden zweiten Tag eine halbe Stunde. Dabei werden Sie anfangs sicherlich keine halbe Stunde durchhalten. Das müssen Sie auch nicht. Ob Sie schwimmen oder walken: Passen Sie das Tempo an, und machen Sie nach drei bis fünf Minuten – abhängig von Ihrer Kondition – eine kurze Pause. Anfangs werden Sie den Sport sicherlich als anstrengend und quälend empfinden. Wir können Ihnen aber versprechen, dass sich Ihr Körper ruckzuck an die neue Belastung gewöhnt. Die Intervalle können Sie dann verlängern, und schon nach wenigen Wochen marschieren Sie eine halbe Stunde durch und unterhalten sich dabei noch mit Ihrer Freundin. Sind Sie an diesem Punkt angelangt, macht Bewegung richtig Spaß und Sie werden sie nicht mehr missen wollen!

„Seit zwei Jahren jogge ich viermal in der Woche", erzählt Thomas K. (46). „Anfangs ging mir schon nach drei Minuten die Puste aus. Inzwischen laufe ich am Wochenende auch einmal zwei Stunden am Stück. Ich habe keine Erkältungen mehr, insgesamt fast 20 Kilo abgenommen und fühle mich fit. Eine Quälerei war es nur in den ersten Wochen. Jetzt kann ich mir ein Leben ohne Sport gar nicht mehr vorstellen."

TIPP

DIE RICHTIGE KLEIDUNG

Es gibt Menschen, die behaupten, dass Sie nach Sport im Freien immer gleich eine Erkältung bekämen. Das mag richtig sein, liegt aber weder an Regen noch an niedrigen Temperaturen. Entscheidend ist die richtige Kleidung. Bei Ausdauersportarten kommen Sie ins Schwitzen, und Baumwolle würde nun nass auf der Haut kleben. Funktionskleidung leitet die Feuchtigkeit hingegen vom Körper weg nach außen und trocknet außerdem extrem schnell. Lassen Sie sich in einem Fachgeschäft beraten, und kaufen Sie Auslaufmodelle aus der letzten Saison, um Geld zu sparen. Vorm Loslaufen oder Walken sollten Sie übrigens leicht frösteln, bei der Bewegung wird Ihnen nämlich sehr schnell warm.

Das Wichtigste auf einen Blick

In welchen Bereichen muss ich meine Lebensgewohnheiten als Typ-II-Diabetiker umstellen?

Am wichtigsten ist es, dass Sie sich ausgewogen ernähren, Übergewicht abbauen und regelmäßig Sport treiben.

Was sind die wichtigsten Prinzipien einer Diabetiker-Ernährung?

Die Ernährung muss abwechslungsreich, ausgewogen und eher fettarm sein:

Täglich: Obst, Gemüse, Vollkornprodukte, fettarme Milchprodukte
Täglich: Öle, Nüsse in Maßen
Zwei- bis dreimal pro Woche: Fleisch oder Geflügel, Wurst als Aufschnitt, pflanzliche Brotaufstriche als Alternative einbauen
Zwei- bis dreimal pro Woche: Seefisch

Was muss ich bei Kohlenhydraten beachten?

Der Löwenanteil Ihrer Nahrung sollte aus komplexen Kohlenhydraten bestehen, die z. B. in Vollkornprodukten enthalten sind. Denn dieser Mehrfachzucker gelangt langsamer ins Blut und kann daher besser verarbeitet werden – als Diabetiker sollten Sie einen plötzlichen Anstieg des Blutzuckers möglichst vermeiden.

Warum muss ich als Typ-II-Diabetiker auf mein Gewicht achten?

Es gibt einen klaren Zusammenhang zwischen Diabetes Typ II und Übergewicht: Die Wahrscheinlichkeit steigt mit jedem Kilo. Übergewicht müssen Sie deswegen zumindest teilweise abbauen, um Ihren Stoffwechsel zu entlasten. Damit können Sie das Risiko einschränken, dass Ihr Diabetes schlimmer wird.

Warum sollte ich mich als Typ-II-Diabetiker bewegen?

Sport und Bewegung im Alltag hilft Ihnen dabei, Ihr Übergewicht zu reduzieren. Außerdem verbessert sich die Insulin-Sensitivität der Muskelzellen, und der Blutzuckerspiegel sinkt auf natürliche Weise.

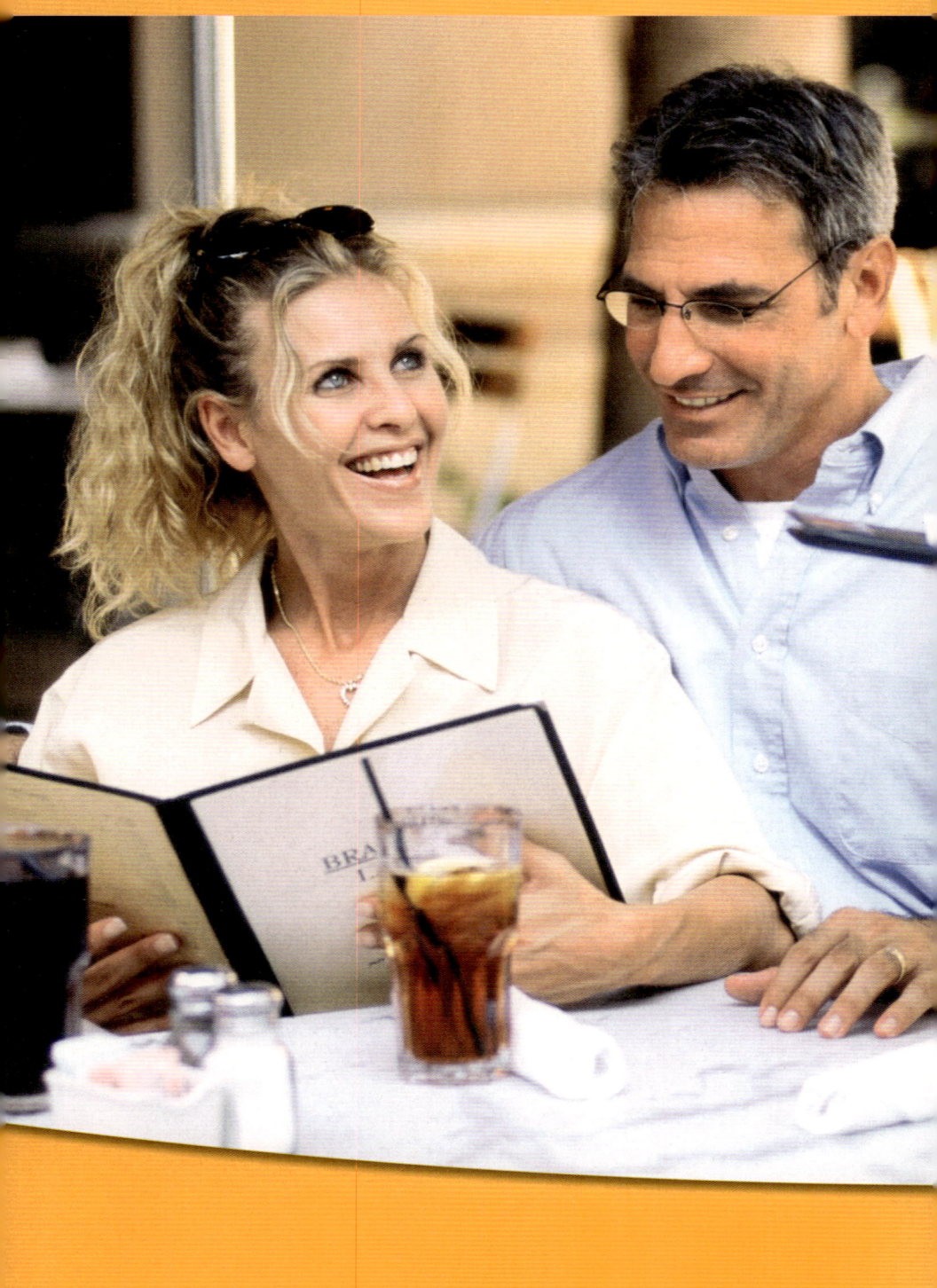

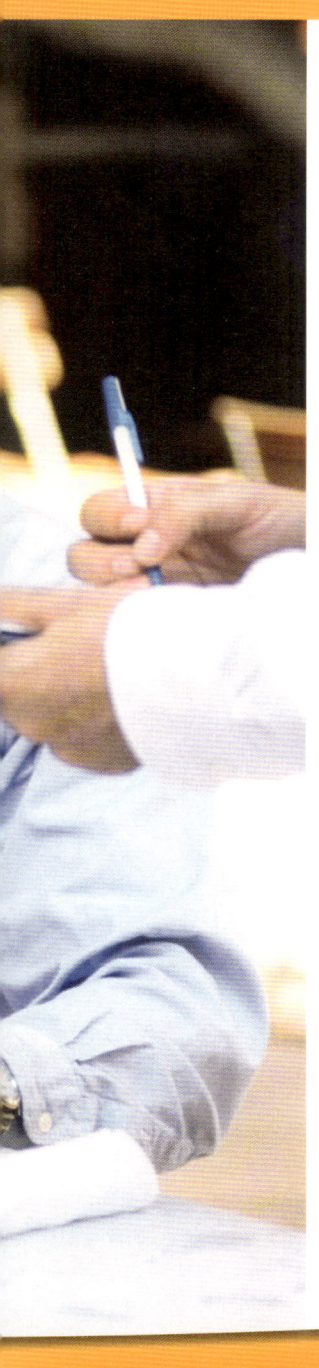

Leben mit Diabetes

Mit Diabetes mellitus können Sie ein fast normales Leben führen, vorausgesetzt, Sie haben Ihre Ernährung und damit auch Ihren Blutzuckerspiegel gut im Griff. Das geht leichter als Sie denken, sodass Sie problemlos Auto fahren, in den Schlaf finden und auch ins Ausland verreisen können.

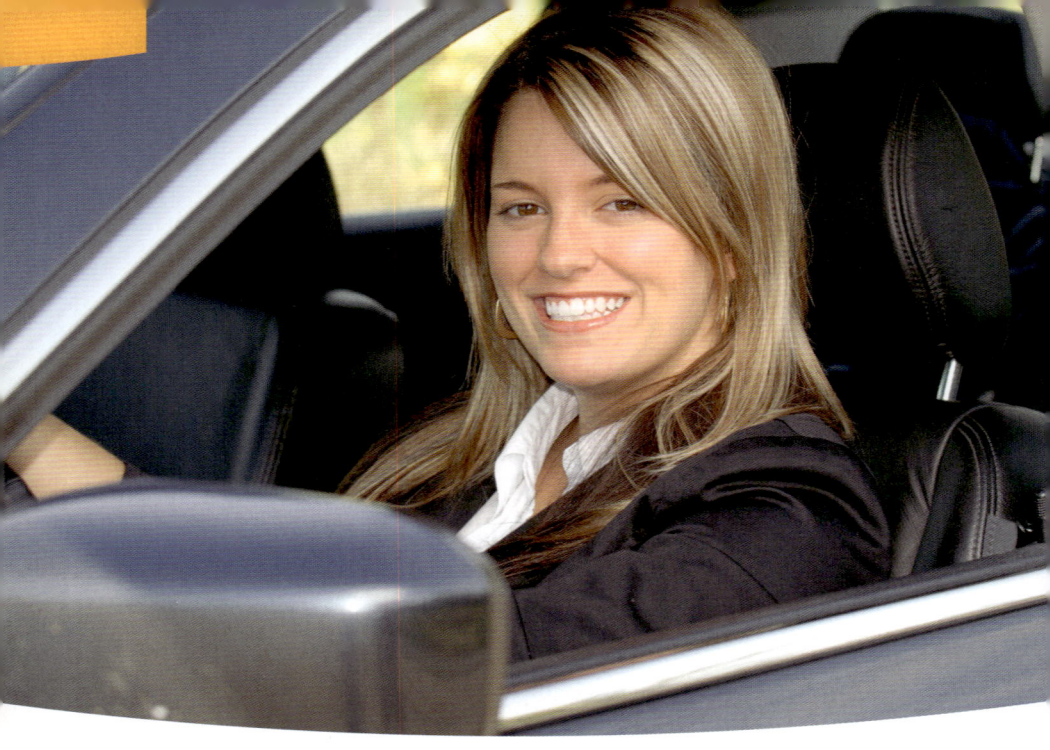

Komplikationen im Alltag

Viele Diabetiker fühlen sich verständlicherweise überfordert bei dem Gedanken, einen großen Teil ihrer Lebensgewohnheiten umstellen zu müssen. In der Anfangszeit wird vieles nicht perfekt laufen, aber seien Sie gewiss: Sie bekommen Routine im Umgang mit Ihrer Krankheit und werden lernen, auch ungewöhnliche Situationen zu meistern.

Grundsätzlich müssen Sie sich darüber im Klaren sein, dass Diabetes eine chronische Krankheit ist. Sie kann gut behandelt werden, wenn Sie sich als Patient verantwortungsvoll verhalten und Ihren Teil zum Erfolg beitragen. Der Versuch, Diabetes zu ignorieren, wäre der größte Fehler, den Sie machen können. Sie werden aber feststellen, dass Diabetes mellitus Sie weniger einschränkt als Sie zunächst vielleicht denken.

Auto fahren

Natürlich dürfen Sie als Diabetiker Auto fahren! Sinnvoll wäre es allerdings, wenn Sie sich in der Eingewöhnungszeit einer Insulin-Therapie möglichst häufig auf den Beifahrersitz setzen. Sie kennen Ihren Stoffwechsel noch nicht so gut, deswegen ist die Gefahr der Unterzuckerung oder der Überzuckerung groß. Grundsätzlich gilt: Fahren Sie bei dem geringsten Anzeichen von Unwohlsein an den Straßenrand.

Schlaf

Diabetiker, die Insulin brauchen, schlafen häufig nicht so gut wie andere Menschen. Zum einen besteht die Gefahr, dass der Blutzuckerspiegel nachts zu weit absinkt. Deswegen ist es extrem wichtig, dass Sie die Glukosewerte abends noch einmal messen. Außerdem sollten Sie zu später Stunde alles vermeiden, was den Zuckerspiegel sinken lässt und schwer einschätzbar ist, etwa Sport oder übermäßiger Alkoholgenuss. Sicherheitshalber legen Sie Ihr Gerät zum Blutzuckermessen auf den Nachtisch, auch Traubenzucker und das Set mit der Glucagon-Spritze.

Typ-I-Diabetiker müssen im Alltag extrem vorsichtig sein, bis sie ihren Insulinbedarf genau kennen.

Zu Problemen kommt es eher in der Anfangszeit. Sobald Sie Ihren Stoffwechsel und die Wechselwirkungen mit dem Insulin besser kennengelernt haben – und sich an alle Regeln halten – wird ein nächtlicher Unterzucker unwahrscheinlich. Die Angst davor führt bei Diabetikern jedoch häufig dazu, dass sie unruhig schlafen und morgens entsprechend erschöpft sind. Daher ist es wichtig, dass Sie im Schlafzimmer ideale Bedingungen schaffen:

- Dunkelheit
- ausreichende Sauerstoffzufuhr
- angenehme Temperatur
- Stille
- gute Matratze

Falls Sie nachts sogar wach liegen sollten, messen Sie einfach zur Beruhigung Ihren Blutzucker, und bleiben Sie nicht im Bett liegen. Besser ist es, aufzustehen und zu lesen. Sobald Sie müde werden, versuchen Sie, wieder einzuschlafen. Meist verschwindet diese nächtliche Unruhe wieder, wenn Sie merken, dass der Blutzucker auch nachts im grünen Bereich bleibt.

Berufswahl

Bei Diabetikern, die mit Insulin behandelt werden, besteht grundsätzlich die Gefahr der Unterzuckerung. Deswegen sollten Sie sich gut überlegen, ob Sie einen Beruf ausüben möchten, bei dem Sie sich selbst oder andere Menschen gefährden könnten, sollte es zu Schwindelgefühlen oder sogar einer Bewusstlosigkeit kommen. Auf der anderen Seite werden Sie schnell Erfahrung mit Ihrer Krankheit sammeln und lernen, solche Situationen zu vermeiden. Die Entscheidung liegt also bei Ihnen. In jedem Fall müssen Sie Kollegen über die Diagnose informieren. Zum einen sollten sie mit den Maßnahmen für einen eventuellen Notfall vertraut sein, zum anderen lässt sich in der Eingewöhnungszeit vielleicht Arbeit verlagern: Als Polizeibeamter könnten Sie übergangsweise in den Innendienst gehen oder als Bauarbeiter sollten Sie nicht alleine auf hohen Gerüsten stehen.

Reisen

Diabetiker können genauso gut in die Ferne reisen wie andere Menschen auch. Bei Spiel und Spaß dürfen Sie nur nicht vergessen, Ihre Insulin-Ration anzupassen. Außerdem wird Ihr Gepäck etwas schwerer sein als bei den anderen, und Sie müssen sich vorab gut informieren. Für eine Auslandsreise brauchen Sie:

Insulin oder Tablettenvorrat – verteilen Sie den Vorrat auf mehrere Gepäckstücke, falls eines verloren gehen sollte. Nehmen Sie sicherheitshalber die doppelte Menge mit.

Reserve-Ausrüstung – packen Sie grundsätzlich ein zusätzliches Spritzset oder einen weiteren Pen ein.

Kühltasche – in heißen Ländern können Sie das Insulin in einer Kühltasche gut transportieren. Erkundigen Sie sich, ob in Ihrem Hotelzimmer eine Minibar ist. Sonst fragen Sie nach weiteren stationären Kühlmöglichkeiten. Im Zweifel ist eine Kühlbox mit

SCHWANGERSCHAFT

Eine Schwangerschaft ist für Diabetikerinnen kein Problem. Sie sollte jedoch vorab geplant werden. Denn Ihr Arzt wird noch größeren Wert auf eine optimale Einstellung des Blutzuckerspiegels legen. Ein zu hoher Wert könnte zu Missbildungen des Kindes führen. Engmaschige Kontrollen sind daher während der Schwangerschaft ein absolutes Muss.

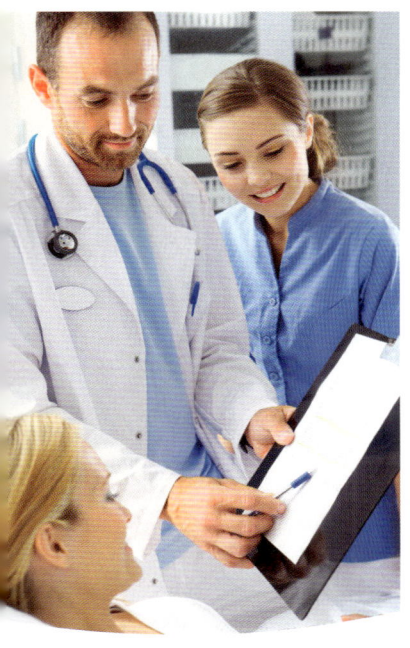

Stromanschluss eine Lösung. Adapter für die Steckdose nicht vergessen!

Messgeräte und -streifen – für die regelmäßigen Kontrollen sollten Sie Ihr Blutzuckermessgerät, manuelle Teststreifen und Keton-Teststreifen dabei haben.

Glukagon-Notfallspritze – auch die sollte in zweifacher Ausführung ins Gepäck, bitte in verschiedene Taschen.

Diabetiker müssen ihren Urlaub sehr gut vorbereiten, dann sind alle Reiseziele möglich.

Traubenzucker – wissen Sie, was Traubenzucker auf thailändisch oder türkisch heißt? Nehmen Sie auch diese Notration lieber mit an den Urlaubsort.

Bescheinigung – Spritzen werden an Grenzen nicht gerne gesehen. Lassen Sie sich also von Ihrem Arzt bescheinigen, dass Sie Diabetiker sind und diese Medikamente brauchen. Bei Ländern mit strengen Einreisebestimmungen sollten Sie sich erkundigen, ob Sie die Medikamente vorher anmelden müssen. Übrigens: Die Bescheinigung sollte auf Deutsch und Englisch ausgestellt sein.

Diabetiker-Reiseausweis – er enthält alle wichtigen Informationen in verschiedenen Sprachen und gehört deswegen ebenfalls ins Gepäck. Sie bekommen ihn im Buchhandel.

Adressen – suchen Sie sich vorher Diabetes-Spezialisten oder Kliniken am Urlaubsort heraus. Ein Tipp: In Ländern, die häufig von Deutschen besucht werden, gibt es meistens auch Ärzte, die Deutsch sprechen.

Ernährungstabellen – Ihre BE-Tabelle, evtl. eine Kalorien-Tabelle nehmen Sie ebenfalls mit. Besonders brauchen Sie eine Liste mit dem Kohlenhydratgehalt landestypischer Speisen.

Nikotinverbot bei Diabetes Typ II

Dass Rauchen ungesund ist, bezweifelt niemand mehr. Es gibt aber immer wieder neue Erkenntnisse, welche Krankheiten durch Nikotin gefördert werden, und Diabetes Typ II gehört dazu.

Insulin wirkt schlechter

Eine gestörte Glukosetoleranz – die Vorstufe von Diabetes Typ II – tritt bei Rauchern deutlich häufiger auf als bei Nichtrauchern. Sogar Menschen, die mit starken Rauchern zusammenleben, also stark passiv rauchen, zeigen häufiger Anzeichen einer gestörten Glukosetoleranz. Sobald das Rauchen eingestellt wird, verbessert sich der Zuckerstoffwechsel jedoch rapide. Nikotinverzicht ist dementsprechend nicht nur eine wichtige Maßnahme zur Prävention, sondern auch zur Behandlung.

Folgeerkrankungen vermeiden

Außerdem steigt mit dem Rauchen das Risiko für einige diabetische Folgeerkrankungen wie Herz-Kreislauf-Erkrankungen, Schlaganfall, Nierenprobleme, Nervenerkrankungen an Beinen und Füßen, Fußprobleme und Erektionsstörungen.

Das Aufhören trainieren

Nun ist Aufhören ja leichter gesagt als getan. Fragen Sie Ihren Arzt daher nach Nichtrauchertrainings. Die werden i. d. R. von den Kassen bezuschusst. Hier die drei wichtigsten Tipps für Sie:

1. Vermeiden Sie in der Entwöhnungsphase alle Situationen, in denen Sie besonders viel rauchen: Gehen Sie nicht in die Kneipe, bauen Sie Stress ab.

2. Schaffen Sie Ersatz: Kauen Sie zuckerfreies Kaugummi. Machen Sie nach dem Essen einen Spaziergang, statt nach der Zigarettenpackung zu greifen.

3. Wenn die Sucht ganz schlimm ist, helfen Nikotinpflaster in der Zeit des körperlichen Entzugs.

Das Wichtigste auf einen Blick

Auf welche Anlässe muss ich als Diabetiker verzichten?

Diabetiker können fast ein ganz normales Leben führen. Es gibt nichts, worauf Sie grundsätzlich verzichten müssen. Vorausgesetzt, Sie haben Ihre Ernährung, einen eventuellen Insulinbedarf und die Anforderungen, die körperlich an Sie gestellt werden, stets gut im Blick.

Bin ich als Diabetiker besonders gefährdet?

Falls Sie auf Insulin angewiesen sind, besteht das Risiko einer Unterzuckerung. Beobachten Sie Ihren Körper also so aufmerksam, dass Sie in kritischen Situationen schnell reagieren können und z. B. mit dem Auto rechts ran fahren.

Muss ich in der Anfangsphase der Insulintherapie etwas beachten?

Übergangsweise sollten Sie Handlungen vermeiden, die bei Unterzucker problematisch werden könnten. Bis Sie gelernt haben, Ihren Stoffwechsel richtig einzuschätzen.

Was bedeutet Diabetes im Ausland?

Auf Urlaubsreisen sollten Sie Spritzbesteck und Insulin in doppelter Ausführung dabei haben, in verschiedenen Taschen. Außerdem sollten Sie sich vorab nach spezialisierten Ärzten am Urlaubsort erkundigen.

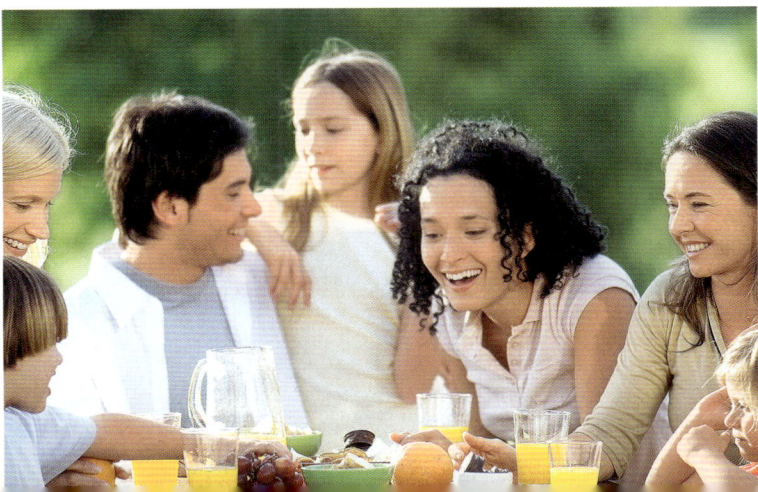

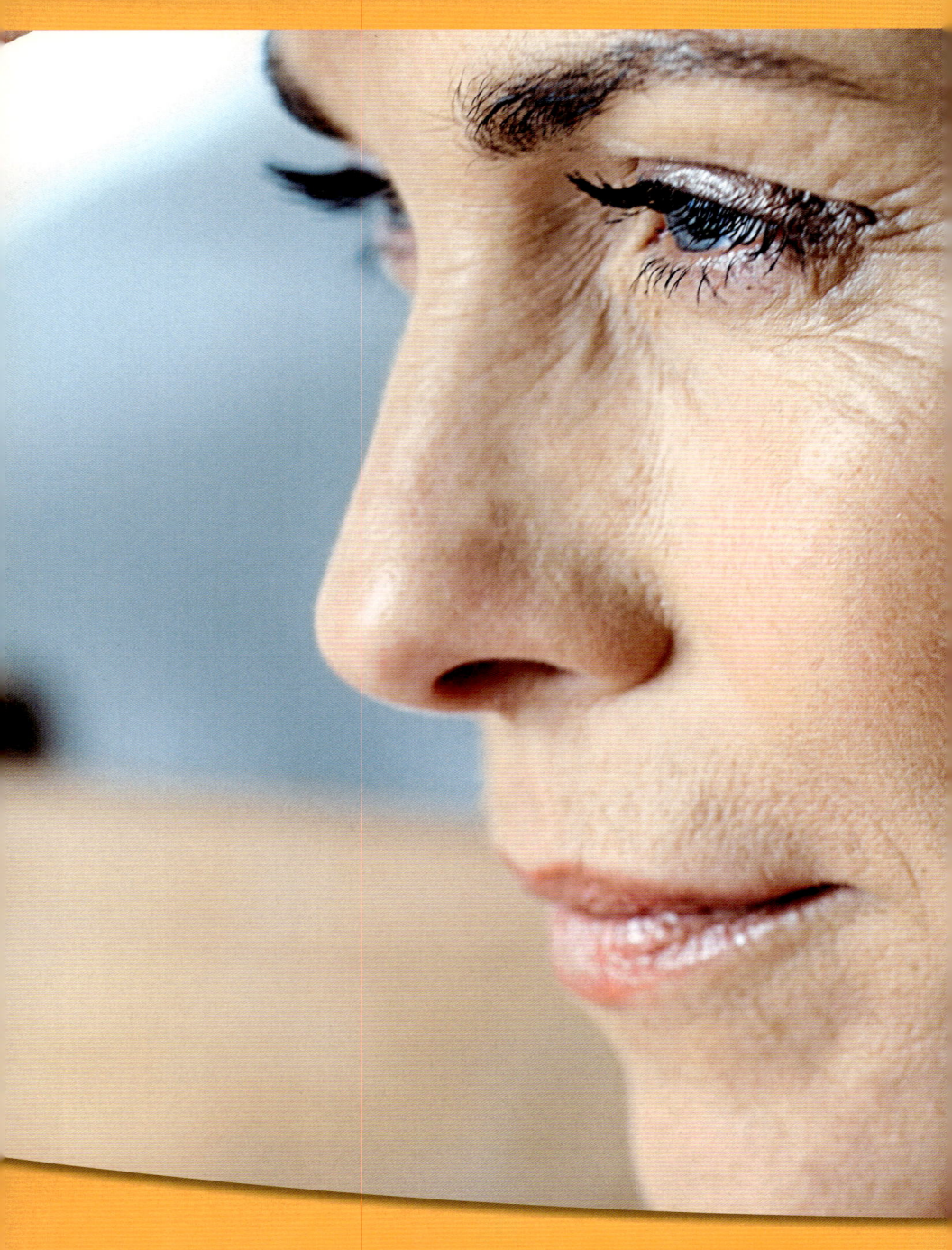

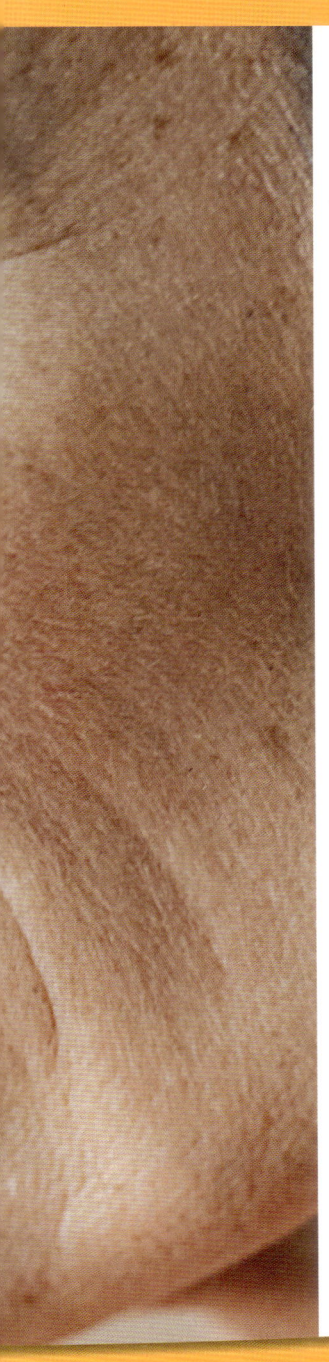

Mögliche Folgeerkran- kungen

Für Diabetiker ist eine möglichst perfekte Einstellung des Blutzuckerspiegels essenziell. Denn ein chronisch leicht erhöhter Blutzuckerspiegel kann zu Folgeerkrankungen führen, die Ihre Lebensqualität erheblich beeinträchtigen.

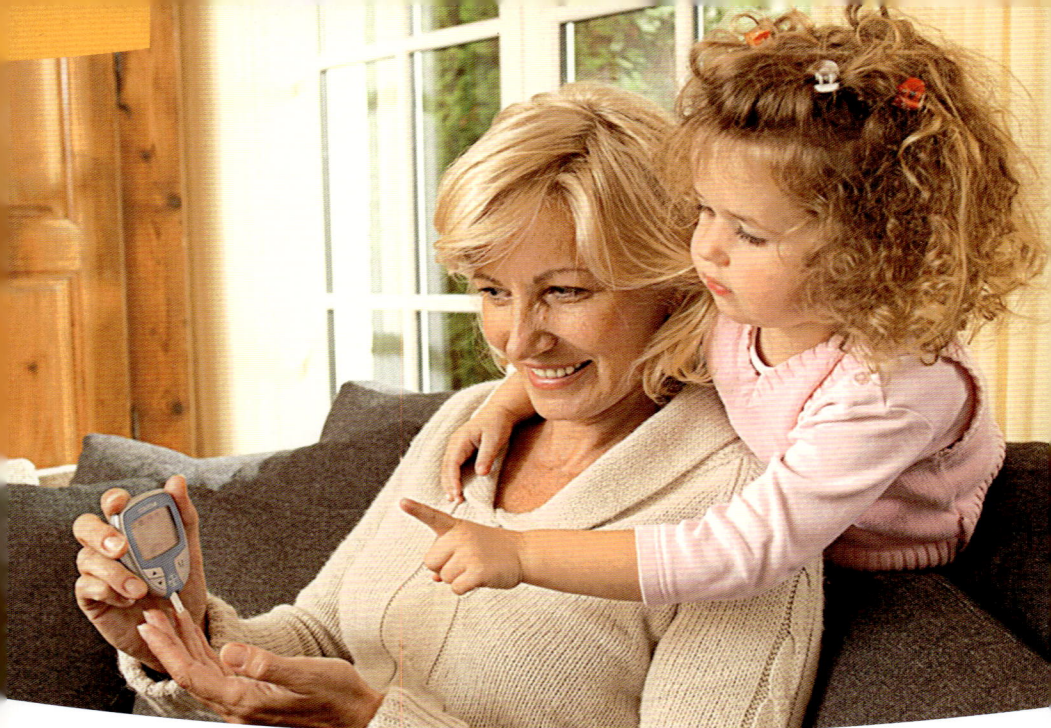

Schäden vermeiden

Bei Diabetikern Typ II sind leider häufig schon weitere Schäden aufgetreten, wenn die Krankheit diagnostiziert wird. Denn genau wie die Symptome des Diabetes selbst entwickeln sich auch die Folgeerkrankungen schleichend. Schon bei einer gestörten Glukosetoleranz ist es daher extrem wichtig, den Blutzuckerspiegel im Blick zu behalten. Für Diabetiker, die bereits mit Insulin behandelt werden, kommt häufig ein anderes Problem hinzu: Aus Angst vor Komplikationen durch Unterzucker gehen sie zu sparsam mit den Insulindosen um, und es ist fast permanent zuviel Glukose im Blut. Auf den folgenden Seiten Sehen Sie, was das bedeutet.

Das Blut klebt

In den roten Blutkörperchen (Erythrozyten) ist das Hämoglobin enthalten, das auch „roter Blutfarbstoff" genannt wird, weil es dem Blut seine Farbe verleiht. Seine Hauptaufgabe besteht darin, Sauerstoffmoleküle von der Lunge in die Zellen und das Gewebe zu transportieren. An das Hämoglobin lagert sich allerdings auch Traubenzucker an, diese Verbindung nennt sich HbA1. Das ist zunächst einmal völlig normal. Wie viel Traubenzucker sich an das Hämoglobin hängt, kann man messen.

Ist nun der Blutzuckerspiegel ständig erhöht, lagert sich zu viel Traubenzucker an dem Hämoglobin an, und der HbA1-Wert steigt. Für unseren Körper hat das fatale Folgen.

1. Dem Hämoglobin wird es erschwert, Sauerstoff abzugeben.

2. Die Blutkörperchen können die ganz feinen Blutgefäße, die Kapillaren, nicht mehr so leicht passieren. Auch das verringert die Sauerstoffversorgung der Zellen.

3. Die Blutplättchen, die eigentlich nur bei Wunden verklumpen sollten (Blutgerinnung), verkleben durch den hohen Zuckergehalt nun leichter. Das verlangsamt den Blutfluss. Außerdem lagern sie sich an den Gefäßwänden an, wo schließlich weitere Substanzen wie das Cholesterin hängen bleiben – eine Arteriosklerose entsteht.

Annegret F. (58) aus Bergisch-Gladbach hatte seit ihrer Diabetes-Diagnose Angst vor Unterzucker, also spritzte sie tendenziell zu wenig Insulin, und der Glukosespiegel war immer ein wenig zu hoch. „In Behandlung war ich bei meinem Hausarzt und nicht bei einem ausgebildeten Diabetologen." Erst als ihre Augen schlechter wurden, schickte sie der Hausarzt zu einer Diabetes-Schwerpunkt-Praxis. „Die stellten meine Insulindosen anders ein. Glücklicherweise. Schlimmere Schäden konnten wir so fürs Erste abwenden."

Schäden an den Gefäßen

Die Ablagerungen an den Gefäßwänden betreffen sowohl die großen Blutgefäße (Makroangiopathie) als auch die ganz feinen Gefäße, Kapillaren genannt (Mikroangiopathie). Die daraus resultierende schlechtere Versorgung der Organe führt zu weiteren Schäden, außerdem besteht das Risiko, dass sich Gefäße ganz verschließen. Parallel kommt es zu Nervenstörungen (Neuropathie). Die Mediziner sind sich zwar noch nicht ganz sicher, wie genau es zu diesen Störungen kommt, sie haben aber die Vermutung, dass zwei Faktoren zusammenkommen: Die Nerven werden über die Kapillaren nicht mehr ausreichend versorgt, was ihre Leistungsfähigkeit beeinträchtigt. Gleichzeitig kommt es auch an der Isolierschicht der Nerven zu Ablagerungen, die ihre Signale dann nicht mehr so gut weiterleiten können.

Nervenstörungen (Neuropathie)

Im Prinzip kann die Neuropathie alle Teile des Nervensystems betreffen, die Gliedmaßen sind jedoch besonders häufig in Mitleidenschaft gezogen, an erster Stelle stehen Beine und Füße. Ist eine Vielzahl von Nerven geschädigt, spricht man von einer Polyneuropathie.

Ursachen und Symptome

Nerven tun eigentlich nichts anderes als zu kommunizieren. Wenn wir in eine Glasscherbe treten, leiten sie diesen Reiz z. B. weiter ins Gehirn, wo der eigentliche Schmerz entsteht. Sind die Nerven nicht mehr voll funk-

TABELLE: FOLGESCHÄDEN BEI ZU HOHEM BLUTZUCKER

Schädigung	Folgen
Nervenstörungen (Neuropathie)	■ diabetisches Fußsyndrom ■ Erektionsstörungen
Ablagerungen an feinen Blutgefäßen (Mikroangiopathie)	■ Sehstörungen (Retinopathie) ■ Nierenschäden (Nephropathie) ■ Nervenstörungen werden begünstigt (Neuropathie) ■ diabetisches Fußsyndrom ■ Erektionsstörungen
Arteriosklerose der großen Blutgefäße (Makroangiopathie)	■ Schlaganfall ■ Herzinfarkt ■ Durchblutungsstörungen der Beine und Füße bis hin zur Thrombose ■ diabetisches Fußsyndrom ■ Erektionsstörungen

tionsfähig, kommt es zu einer Fehlkommunikation. Die kann sich z. B. in einem Kribbeln auf der Fußsohle ausdrücken, obwohl es keinen äußeren Anlass gibt. Auch Schmerzen oder Berührungsempfindlichkeit kommen vor. Häufig ist das Temperaturempfinden herabgesetzt.

Ist das vegetative Nervensystem betroffen, kann die Neuropathie sich äußern als:

- Verdauungsprobleme
- erhöhter Herzschlag
- Schweißausbrüche
- hoher Blutdruck
- stärkere Blasentätigkeit
- Erektionsstörungen

Vorbeugen

Das wichtigste Mittel zur Vorbeugung ist natürlich eine optimale Einstellung Ihres Blutzuckerspiegels. Vermeiden Sie Zuckerspitzen! Außerdem sollten Sie möglichst keinen Alkohol trinken. Falls Empfindungsstörungen auftreten, sprechen Sie Ihren Diabetologen an.

Kribbeln unter den Fußsohlen ist ein wichtiges Alarmzeichen und muss sofort untersucht werden.

Behandlung

Auch Ihr Diabetologe wird an erster Stelle dafür sorgen, dass der Glukosegehalt Ihres Blutes auf dem richtigen Level bleibt. Und er wird Ihnen empfehlen, keinen Alkohol mehr zu trinken. Darüber hinaus lässt sich die diabetische Neuropathie mit Medikamenten behandeln, etwa den Wirkstoffen Gabapentin oder Carbamazepin. Hinzu können bei Bedarf schmerzstillende Medikamente kommen. Nehmen Sie aber keine freiverkäuflichen Tabletten ein, ohne vorher Rücksprache mit Ihrem Diabetologen gehalten zu haben!

Sehstörungen (Retinopathie)

Auf der Netzhaut (Retina) befinden sich die Sinneszellen, die Eindrücke aufnehmen, verarbeiten und ans Gehirn weiterleiten. Ohne die Netzhaut können wir nicht sehen. Diabetische Sehstörungen entstehen durch Schäden der kleinsten Blutgefäße an der Netzhaut. Es kann sogar zu einer Netzhautablösung mit Erblindung kommen – Diabetes mellitus ist die häufigste Ursache für Erblindung bei Erwachsenen. Sie sehen also, wie wichtig es ist, auf den Blutzuckerspiegel zu achten.

ZWEI NERVENSYSTEME

Die diabetische Neuropathie kann zwei Bereiche des Nervensystems schädigen. Das willkürliche Nervensystem (somatisches Nervensystem) bezeichnet die Bereiche, die wir bewusst steuern, z. B. die Bewegung der Muskeln. Das unwillkürliche Nervensystem (vegetatives Nervensystem) regelt dagegen die Prozesse, auf die wir keinen Einfluss haben. Beispiele sind Herzschlag und Verdauung.

Ursachen und Symptome

Die Ablagerungen in den Kapillaren sorgen zunächst einmal dafür, dass die Netzhaut schlechter durchblutet wird. Parallel entstehen kleine Ausbuchtungen an den Gefäßwänden (Mikroaneurysmen), die schließlich durchlässig werden und platzen können – Fett und Eiweiß können sich nun direkt auf der Netzhaut ablagern. Außerdem fangen feine Blutgefäße an, sich ganz zu verschließen. Im nächsten Stadium bilden sich neue Gefäße, die unkontrolliert wuchern. Sie können sogar am Glaskörper anwachsen, der das Auge ausfüllt und direkt vor der Netzhaut liegt.

Dieses Stadium bezeichnen Ärzte als proliferative Retinopathie. Kommt es auch bei diesen Gefäßen zu Blutungen, wird häufig der Glaskörper selbst geschädigt, und am Ende droht eine Netzhautablösung mit der Gefahr einer Erblindung.

Eine Besonderheit der Retinopathie ist die sogenannte diabetische Makulopathie. Die Makula ist eine kleine Stelle in der Mitte der Netzhaut, die für unser Sehvermögen besonders wichtig ist. Wird sie durch den erhöhten Blutzucker geschädigt, verschlechtert sich das Sehvermögen rapide. Eine chronisch schlechte Blutzuckereinstellung kann auf lange Sicht sogar die Linse trüben (grauer Star), und der Innendruck wird in einigen Fällen erhöht, was womöglich zu einer Beschädigung des Sehnervs führt (grüner Star).

Vorbeugen

Achten Sie immer auf Ihren Blutzuckerspiegel. Nur erhöhte Werte führen zu den bedrohlichen Ablagerungen. Gefördert wird die Ausbildung von Sehstörungen außerdem durch zu hohe Blutfettwerte, Bluthochdruck und Rauchen. Verzichten Sie also auf Nikotin und ernähren Sie sich ausgewogen – wichtig sind nicht nur die Kohlenhydrate, sondern auch die Qualität der Fette, wie Sie im Kapitel „Ernährungsrichtlinien bei Diabetes" (s. S. 65) nachlesen können. Wurden bei Ihnen bereits Anzeichen einer Sehstörung festgestellt, sollten Sie einen plötzlichen Druckanstieg im Auge vermeiden. Kraftsport ist ab jetzt tabu, beim Bücken dürfen Sie den Kopf nicht zu lange unten behalten.

Ein wichtiges Instrument zur Vorbeugung ist die Kontrolle. Mindestens einmal im Jahr sollten Diabetiker ihr Augenlicht untersuchen lassen, so können evtl. entstehende Schäden frühzeitig erkannt und weitere Probleme verhindert werden.

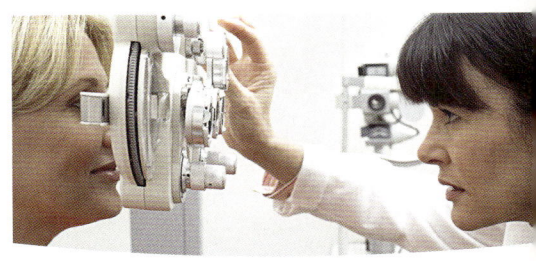

Behandlung

Leichte Sehstörungen bilden sich teilweise wieder zurück, wenn die zuvor erhöhte Blutzuckereinstellung optimal angepasst wurde. Darüber hinaus wird Ihr Arzt einen evtl. erhöhten Blutdruck behandeln, sich bemühen, die Blutfettwerte zu senken und Ihnen, falls Sie rauchen, einen Verzicht auf Nikotin nahe legen.

Bei großen Schäden durch die Retinopathie kann eine Laserbehandlung sinnvoll sein. Dabei werden die Netzhautschäden vereinfacht gesagt verschweißt und weitere Wucherungen verhindert. Einblutungen in den Glaskörper können außerdem chirurgisch behandelt werden.

Nierenschäden (Nephropatie)

Nahezu jeder dritte Diabetiker bekommt im Laufe der Zeit Probleme mit den Nieren, und wieder ist ein zu hoher Blutzucker schuld. Wird die Nephropatie zu spät erkannt, kann es sogar zum Nierenversagen kommen. Die Arbeit der Niere muss nun von außen durch eine künstliche Blutwäsche (Dialyse) erfolgen, und mit Glück bekommt der Patient eine Spenderniere, die transplantiert wird. Das ist allerdings nicht immer der Fall, weswegen Nierenschäden die Lebenserwartung von Diabetikern deutlich verkürzen. Hinzu kommt die Tatsache, dass eine Nephropatie die Entstehung von Herz-Kreislauf-Erkrankungen begünstigt.

Nierenschäden zeigen erst spät Symptome, regelmäßige Untersuchungen sind daher unverzichtbar.

Anzeichen

Die Niere hat die Aufgabe, unser Blut zu filtern. Alles, was der Körper noch braucht, hält sie zurück, und die Abfallstoffe leitet sie über den Urin nach draußen. Diese Aufgabe übernehmen sehr kleine Kapillaren, die quasi als Filter dienen und die Stoffe voneinander trennen. Auch hier kommt es aber bei chronisch erhöhtem Blutzucker zu Ablagerungen, das Blut stockt, und feine Risse entstehen. Durch diese gelangen wiederum Stoffe nach draußen, die eigentlich im Körper verbleiben sollten, v. a. Eiweiß. Im weiteren Verlauf verstopfen die Blutgefäße schließlich ganz, und die Nieren versagen. Schmerzen treten bei diesen Vorgängen nicht auf. Es gibt aber andere Symptome, die auf eine Nephropathie hinweisen:

- erhöhter Blutdruck, da die Nieren daran beteiligt sind, den Blutdruck zu steuern
- Wassereinlagerungen im Gewebe
- Abgeschlagenheit und Müdigkeit
- Übelkeit und Erbrechen
- Appetitlosigkeit
- Verdauungsprobleme
- Juckreiz
- Kopfschmerzen
- Hautverfärbungen (beige oder hellbraun)

Allerdings: Die diabetische Nierenkrankheit verläuft lange Zeit ohne für den Patienten erkennbare Symptome. Eine Früherkennung ist daher nur möglich, wenn der Urin regelmäßig auf mögliche Eiweiß-Ausscheidungen untersucht wird.

Vorbeugen

Auch hier ist das A und O der Vorbeugung eine perfekte Einstellung Ihres Blutzuckerspiegels. Diabetiker Typ II, die noch nicht auf Insulin angewiesen sind, können durch Gewichtsreduktion, regelmäßige Bewegung und eine gesunde Ernährung viel zu einem gut funktionierenden Stoffwechsel beitragen. Ihr Arzt wird außerdem darauf achten, dass Medikamente, die Sie evtl. einnehmen, um den Blutzucker zu senken, richtig dosiert sind.

INFO

SELBSTKONTROLLE

Das wichtigste Instrument zur Früherkennung einer Nephropathie ist ein Urin-Teststreifen, den Sie in der Apotheke bekommen. Er zeigt an, ob über die Nieren Eiweiß in den Urin gelangt. Das ist normalerweise nämlich nicht der Fall. Hauptsächlich handelt es sich um das Eiweiß Albumin. Man spricht daher auch vom Albumin-Test. Ist er positiv, müssen Sie sofort zum Arzt gehen. Er wird ausschließen, ob andere Gründe für die Eiweißbelastungen vorliegen könnten, z. B. ein Infekt.

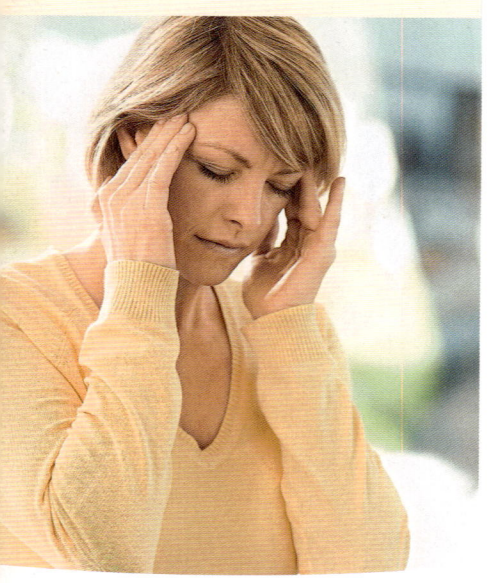

Diabetes und Depressionen

Diabetiker haben ein etwa doppelt so hohes Risiko, an einer Depression zu erkranken wie gesunde Menschen.

Wechselwirkung und Ursachen

Die Mediziner sind sich noch nicht im Klaren darüber, ob die Stoffwechsel-probleme häufiger Depressionen auslösen, oder ob Depressive vermehrt Diabetes bekommen. Man nimmt jedoch an, dass die Belastung durch die Erkrankung einen Faktor darstellt, der die Entstehung von Depressionen begünstigt. Auf jeden Fall bildet sich eine Wechselwirkung zwischen beiden Krankheiten: Die Depressionen führen dazu, dass der Patient passiver wird und sich weniger um die Einstellung seines Blutzuckers kümmert, die Werte steigen. Das führt dazu, dass sich Begleiterscheinungen oder Folgeschäden verschlimmern. Die Symptome drücken weiter auf die Stimmung des Pati-enten und verstärken die Depression. Wichtig ist also, dass eine beginnende Depression rechtzeitig erkannt und behandelt wird.

Typische Symptome

- Traurige Stimmung, die schon länger als zwei Wochen anhält und morgens besonders schlecht ist, verbunden mit dem Gefühl der Hoffnungslosigkeit oder Verzweiflung, im schlimmsten Fall sogar Selbstmordgedanken
- Fehlender Antrieb, Schwierigkeiten, sich zu entscheiden.
- Schuld- und Minderwertigkeitsgefühle
- Emotionslosigkeit, keine Freude mehr an Dingen, die früher Spaß gemacht haben, Gefühlskälte bei schlimmen Ereignissen
- Schlafstörungen
- Appetitmangel oder das Gegenteil: „Frustfressen"

Oft äußert sich die Krankheit auch sekundär, z. B. in Magenschmerzen.

Scheuen Sie sich nicht, Ihren Arzt um Rat zu fragen! Mindestens jeder zehnte Deutsche bekommt im Laufe seines Lebens eine Depression. Mit Medika-menten und Psychotherapie lässt sie sich meistens sehr gut behandeln.

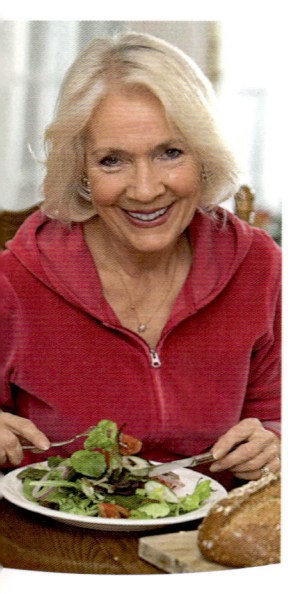

Darüber hinaus entlasten Sie Ihre Nieren, wenn Sie nicht rauchen und sich eher eiweißarm ernähren. Das Risiko von Ablagerungen können Sie zusätzlich senken, indem Sie Ihren Cholesterinspiegel regelmäßig überprüfen lassen. Ist er zu hoch, wird Ihr Arzt Maßnahmen zur Senkung empfehlen und ggf. entsprechende Medikamente verschreiben.

Behandlung

Wieder gilt: Um weitere Schäden zu vermeiden, muss der Blutzuckerspiegel optimal eingestellt werden. Gleichzeitig wird Ihr Arzt versuchen, den Blutdruck zu senken. Erfolgen beide Komponenten, kann es sein, dass sich die Nieren sogar wieder ein bisschen erholen. Häufig werden die Blutdrucksenker AT-1-Blocker oder ACE-Hemmer verschrieben. Sie haben nämlich einen positiven Begleiteffekt: Sie vermindern die Eiweißausscheidung der Nieren, was Mediziner als „Nierenschutz" bezeichnen.

Außerdem müssen Sie sich ab jetzt eiweißarm ernähren, maximal 0,8 Gramm Eiweiß pro Kilogramm Körpergewicht täglich gilt als Richtwert.

Lässt sich der Nierenschaden nicht mehr in den Griff bekommen, hilft nur noch die Dialyse bzw. eine Nierentransplantation.

Schlaganfall und Herzinfarkt

Mehr als 75 Prozent aller Diabetiker sterben an einem Schlaganfall oder an einem Herzinfarkt. Die Zahl sagt viel darüber aus, wie stark Diabetes das Risiko für Arteriosklerose, also eine Verkalkung der Gefäße, erhöht. Abhängig davon, welche Gefäße betroffen sind, kann chronisch erhöhter Blutzucker also zu Verengungen oder sogar Verschluss der Gefäße in verschiedenen Regionen führen:

- Herzkranzarterien
- Blutgefäße, die das Hirn versorgen
- Beinarterien

Wird die schlechte Blutversorgung nicht behandelt, stirbt immer mehr Gewebe ab, sodass sogar eine Amputation beispielsweise der Zehen notwendig werden kann.

Ursachen und Symptome

Durch verschiedene Wechselwirkungen in den Gefäßen führt erhöhter Blutzucker dazu, dass sich immer mehr Fett an den Innenwänden der Gefäße ablagert. Diese werden also verengt, und der Blutfluss dadurch verlangsamt. Im weiteren Verlauf kann es passieren, dass sich die Gefäße ganz verschließen oder dass sich ein Teil der Ablagerungen löst, als Blutgerinnsel weiter wandert und am nächsten Engpass hängen bleibt. Hier wirkt das Gerinnsel wie ein Pfropfen und verschließt die Arterie ebenfalls komplett (Thrombose). Herzinfarkt und Schlaganfall, auch Hirninfarkt genannt, haben also die gleiche Ursache: Der Blutfluss wird unterbrochen, der Unterschied besteht in der Körperregion, und natürlich weichen die Auswirkungen voneinander ab.

Eine Thrombose in Armen oder Beinen ist übrigens ebenfalls sehr gefährlich. Denn häufig löst sich das Gerinnsel wieder und gelangt in die Lunge, wo es eine Lungenembolie verursacht, oder es führt zu einem Schlaganfall im Gehirn.

Eine akute Thrombose ist lebensbedrohlich und muss unbedingt vermieden werden. Warnzeichen kann eine vorübergehende Gefühllosigkeit in einem Arm oder in einem Bein sein. Auch Schwindelgefühle oder Schmerzen in der Brust, verbunden mit einem Engegefühl, weisen auf Probleme mit Arteriosklerose hin.

Vorbeugen

Sie sollten jedes Jahr zur Vorsorgeuntersuchung gehen und Ihre Herztätigkeit über ein Elektrokardiogramm (EKG) überprüfen lassen, evtl. führt Ihr Arzt sogar ein Belastungs-EKG durch. Gibt es Hinweise für verengte Gefäße, werden weitere Untersuchungen fällig. Das kann z. B. eine Herzka-

INFO

RISIKOFAKTOREN

Bei einer Arteriosklerose kommen i. d. R. mehrere Punkte als Auslöser zusammen:

- hoher Blutzucker
- hoher Blutdruck
- hohe Blutfettwerte
- Übergewicht
- Nikotin

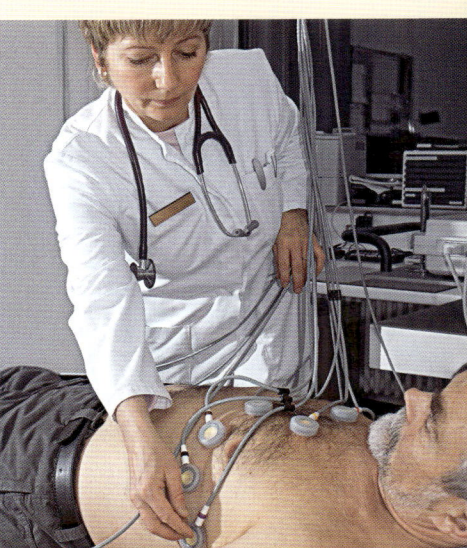

FÜR PRÄVENTION ZU SPÄT?

Sie sehen, dass sich die verschiedenen Risikofaktoren gegenseitig verstärken. Gleichzeitig bauen die negativen Auswirkungen aufeinander auf. Diese Kettenreaktion können Sie jederzeit unterbrechen, indem Sie mehr auf Ihre Gesundheit achten. Viele Folgeerkrankungen verbessern sich sogar wieder, wenn Blutzuckerspiegel, Blutfettwerte und Blutdruck sinken. Es lohnt sich also in jedem Alter, Übergewicht abzubauen, die Ernährung umzustellen und ein maßvolles Bewegungsprogramm zu starten. Ältere Patienten sollten aber Rücksprache mit ihrem Arzt halten, damit die Umstellung im richtigen Tempo erfolgt und den Körper nicht überfordert.

thetermessung sein. Dabei führt ein Chirurg einen schmalen Schlauch über die Leiste zu Ihrem Herzen und pumpt eine Kontrastflüssigkeit in die Blutbahn. Über schnelle Röntgenaufnahmen kann er nun sehen, wie viel Flüssigkeit durch die Arterien gelangt oder ob sie verengt sind. Bei konkreten Engpässen gibt es verschiedene Möglichkeiten, die Ablagerungen zu beseitigen. Sie reichen von einer Arterienerweiterung per Ballon, über das Wegfräsen der zusätzlichen Schicht bis hin zum Verlegen eines Bypasses, der den Engpass überbrückt. Medikamente, die die Blutgerinnung herabsetzen, sollen außerdem verhindern, dass Pfropfen entstehen.

Diese Behandlungsmethoden könnte man aber eher als Notfallmaßnahmen bezeichnen. Denn am wichtigsten ist es für Ihren Arzt, die Ursachen zu beseitigen (s. Risikofaktoren im Kasten). Dazu gehört an erster Stelle der erhöhte Blutzucker.

Diabetisches Fußsyndrom

Das diabetische Fußsyndrom wird von Diabetikern besonders gefürchtet. Denn die Therapie ist schwierig und nicht immer Erfolg versprechend. Umso wichtiger ist es daher, die Entstehung von vornherein zu verhindern.

Ursachen und Symptome

Für das diabetische Fußsyndrom gibt es zwei verschiedene Ursachen, die häufig in Kombination auftreten. Von einem neuropathischen Fuß spricht man, wenn die Nerven geschädigt sind. Das führt zu einer Schwächung der Fußmuskulatur, die Spannung kann nicht mehr gehalten werden und das Fußgewölbe sackt in sich zusammen. Der Patient rollt den Fuß nicht mehr normal beim Gehen ab und belastet den Vorderfuß stärker. Der ganze Fuß verformt sich, sodass die Zehen schließlich nach oben zeigen (Charcot-Fuß). Hinzu kommen Taubheitsgefühle und schmerzlose Druckstellen.

Gleichzeitig fallen aufgrund der Neuropathie häufig die Schweißdrüsen aus – die Haut ist trocken, verliert ihre Elastizität und reißt deswegen leicht ein. Aufgrund der Taubheitsgefühle wird das von den Betroffenen zunächst oftmals nicht bemerkt. Bakterien können also ungehindert eindringen. Das wird durch die Tatsache begünstigt, dass chronische Überzuckerung das Immunsystem schwächt und sich der Körper deswegen schwerer gegenüber Erregern zur Wehr setzen kann. Aus den eigentlich harmlosen Wunden entstehen Geschwüre, die nur schwer wieder verheilen.

Beim ischämischen Fuß sind Durchblutungsstörungen das Problem. Sie sorgen ebenfalls dafür, dass Wunden schlecht verheilen. Wird die Durchblutungsstörung nicht beseitigt, stirbt Gewebe ab. Im schlimmsten Fall kann sogar eine Amputation notwendig werden. Die Haut ist durch den Blutmangel oft auffällig blass oder verfärbt sich dunkel – ein Zeichen für Gewebeschäden.

Häufig treten Mischformen auf, bei denen sowohl die Nervenbahnen als auch die Durchblutung gestört sind. Die genaue Analyse der Ursachen ist besonders darum sehr wichtig, weil die Behandlung unterschiedlich ist.

Vorbeugen

Das diabetische Fußsyndrom ist die Langzeitfolge eines schlecht eingestellten Blutzuckerspiegels. Eine Senkung der Glukosekonzentration im Blut ist dementsprechend auch hier die wichtigste Maßnahme zur Vorbeugung. Hinzu kommen der Abbau von Übergewicht, Behandlung erhöhten Blutdrucks und erhöhter Blutfettwerte. Da Nikotin und Alkohol die Blutgefäße zusätzlich belasten, sollten Sie darauf besser verzichten.
Der eigentliche Ausbruch des diabetischen Fußsyndroms beginnt mit einer Verletzung. Als Diabetiker müssen Sie Ihre Füße daher täglich kontrollieren und pflegen:

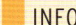 INFO

SCHAUFENSTER-KRANKHEIT

Durchblutungsstörungen in den Füßen machen sich häufig erst beim Gehen richtig bemerkbar, wenn die Muskulatur mehr Blut braucht und durch die Bewegung das Blut selbst pumpt. Die Engpässe werden zu einem Problem und verursachen Schmerzen, etwa in den Waden. Beim Stehenbleiben lassen die Schmerzen langsam wieder nach. Unwillkürlich bleibt der Patient also regelmäßig stehen, um ein Abflauen der Schmerzen zu erreichen. Vielen Betroffenen ist das unangenehm, und sie versuchen die Situation zu überspielen, indem sie so tun, als schauten sie sich ein Schaufenster an. Umgangssprachlich wird der ischämische Fuß daher auch als „Schaufensterkrankheit" bezeichnet.

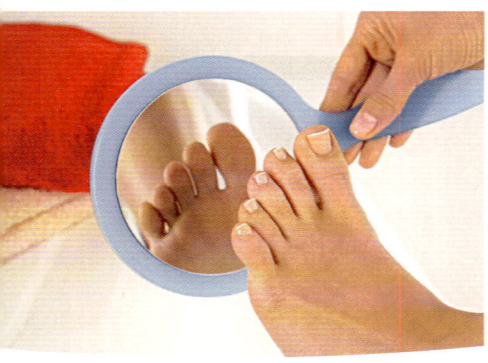

1. Nehmen Sie einen Handspiegel, und überprüfen Sie täglich, ob es kleine Risse, Abschürfungen oder Druckstellen an Ihren Füßen gibt. Vergessen Sie nicht, auch die Zehenzwischenräume zu inspizieren.

2. Falls Sie eine Verletzung entdecken, gehen Sie bitte sofort zu Ihrem Diabetologen, damit er die richtige Behandlung einleiten kann.

3. Baden Sie die Füße täglich kurz in lauwarmem Wasser. Prüfen Sie die Temperatur dafür sicherheitshalber mit einem Thermometer. Sollte Ihre Empfindlichkeit bereits gesunken sein, kann es sonst zu Verbrühungen kommen.

4. Trocknen Sie die Füße sanft mit weichen Tüchern ab, auch zwischen den Zehen.

5. Die Elastizität der Haut erhalten Sie durch eine Pflegecreme. In der Apotheke bekommen Sie Produkte, die speziell für die hohen Anforderungen von Diabetikern entwickelt wurden.

6. Die Nägel schneiden Sie nicht, sondern feilen sie vorsichtig ein wenig zurück. Achten Sie darauf, dass beim Feilen eine gerade Kante entsteht, keine spitzen Ecken.

Blasen oder Risse können schlimme Folgen haben, umso wichtiger sind Pflege und Kontrolle der Füße.

7. Gönnen Sie sich für die übrige Fußpflege professionelle Hilfe. Gerade eingewachsene Nägel oder Hornhaut sollten Sie nicht selbst behandeln. Verletzungen sind sonst vorprogrammiert.

8. Eventuelle Infektionen wie Fußpilz müssen sofort behandelt werden.

9. Tragen Sie nur weiche Baumwollstrümpfe, die keine Falten bilden. Schauen Sie jeden Morgen nach, ob die Strümpfe Löcher haben, ansonsten werden sie aussortiert. Stopfen ist tabu. So vermeiden Sie die vermehrte Bildung von Druckstellen.

10. Die Schuhe müssen vorne so breit sein, dass die Zehen genug Platz haben. Manchmal können spezielle Orthopädie-Schuhe oder Einlagen notwendig werden, um die Füße zu entlasten.

11. Einige Minuten Fußgymnastik oder regelmäßige Spaziergänge verbessern die Durchblutung und sind daher ein gutes Mittel zur Vorbeugung.

12. Laufen Sie nicht barfuß, denn Verletzungen sind unbedingt zu vermeiden. Auch in der Sauna oder im Schwimmbad sollten Sie bitte Badeschuhe tragen. Selbst wenn dort keine Scherben liegen – es wimmelt dort von Bakterien.

Einmal im Jahr ist außerdem eine Kontrolle durch den Arzt fällig. Er wird auch überprüfen, ob Ihr Empfinden und die Reflexe in den Fußsohlen gestört sind.

Behandlung

Ihr Diabetologe wird zunächst Ihre Diabetes-Behandlung überprüfen und ggf. Maßnahmen einleiten, um den Blutzuckerspiegel weiter zu senken. Das Gleiche gilt außerdem für Blutdruck, Blutfettwerte und eventuelles Übergewicht. Darüber hinaus müssen die akuten Verletzungen behandelt werden. Dafür erfolgt i. d. R. zunächst eine Druckentlastung des Fußes durch Einlagen oder speziell geformtes orthopädisches Schuhwerk. Das kommt natürlich auch bei verformten Füßen zum Einsatz. Entzündungen werden zusätzlich mit Antibiotika behandelt. Falls Durchblutungsstörungen der Gefäße vorliegen sollten, kann ein Bypass gelegt oder die Arterie über einen Katheter wieder erweitert werden.

Erektionsstörungen (erektile Dysfunktion)

Experten schätzen, dass etwa dreiviertel der männlichen Diabetiker Erektionsprobleme haben. Ein großer Teil davon bleibt unbehandelt – aus falscher Scham. Dabei gibt es sehr gute Therapiemöglichkeiten.

TIPP

BEWEGUNG UND ERNÄHRUNG

Diabetiker Typ II müssen immer im Kopf haben, dass die richtige Ernährung und regelmäßige Bewegung ihren Blutzucker auf natürliche Weise senken. Das trägt erheblich dazu bei, Folgekrankheiten vorzubeugen.

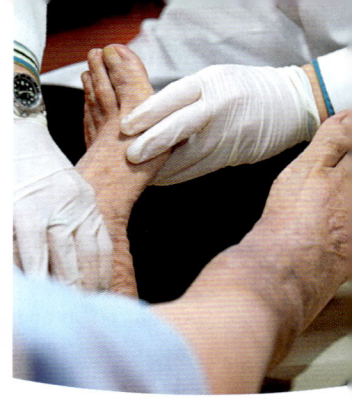

Ursachen und Symptome

Der Blutfluss im Schwellkörper des Penis wird ebenfalls von Nerven reguliert. Deswegen können sowohl Durchblutungs- als auch Nervenstörungen dazu führen, dass die Potenz nachlässt und eine Erektion gar nicht mehr oder nur noch teilweise zustande kommt.

Vorbeugen

Eine konkrete Vorbeugung gibt es nicht. Sie können nur die Faktoren beseitigen, die zu Störungen der Nervenbahnen und des Blutflusses führen, allen voran der erhöhte Blutzucker, außerdem erhöhter Blutdruck, erhöhte Blutfettwerte, Übergewicht und Rauchen.

Behandlung

Erektionsstörungen sind kein Grund zur Scham und können i. d. R. gut behandelt werden.

Es gibt verschiedene Möglichkeiten, Erektionsstörungen zu behandeln. Ihr Arzt wird zunächst über Ultraschall- oder Röntgen-Untersuchungen mit Kontrastmittel feststellen, ob die Durchblutung gestört ist. Dann wird er die richtige Methode zur Behandlung mit Ihnen besprechen. Es ist entscheidend, welche Therapie Sie sich überhaupt vorstellen könnten. Denn gerade mechanische Behandlungen sind oft mit Vorbehalten verbunden und können dazu führen, dass die Libido, die sexuelle Lust, gehemmt wird. Medikamente sind bei Erektionsstörungen das Mittel der ersten Wahl. Sie sollen in erster Linie die Durchblutung des Penis verstärken.

Die SKAT-Methode (Schwellkörper-Autoinjektions-Therapie) sieht dagegen so aus, dass sich der Patient selbst eine gefäßerweiternde Substanz spritzt. Dieses Prinzip funktioniert allerdings nur, wenn die Ursache in einer Nervenstörung des Schwellkörpers liegt.

Vakuumpumpen werden über den Penis gestülpt. Per Hand pumpen Sie nun die Luft aus dem Plastikzylinder, durch den entstehenden Unterdruck fließt das Blut, und es kommt zu einer Erektion.

Penisimplantate sind der letzte Weg, falls alle übrigen Methoden fehlgeschlagen sind. Es gibt zwei Möglichkeiten: Im Hodensack wird eine Pumpe implantiert, die bei Bedarf Flüssigkeit in ein Reservoir leitet, das in den Penis eingesetzt wird. Oder eine Penisprothese ahmt die Erektion nach.

Den inneren Schweinehund überwinden

Auf der Couch liegt man selten allein. Fast immer kuschelt sich der innere Schweinehund gemütlich an und sorgt dafür, dass wir uns von diesem Plätzchen ja nicht wegbewegen. Mit ein paar Tricks können Sie ihn aber hervorragend erziehen.

Anreize schaffen

Der Körper muss seine Temperatur halten, um überleben zu können. Anders gesagt: Das Bedürfnis nach Wärme ist menschlich. Bei schlechtem Wetter fällt es uns deswegen deutlich schwerer, nach draußen zu gehen. Suchen Sie sich also bewusst Anreize: Denken Sie an die schöne Landschaft, durch die Sie gleich laufen werden oder an die Schokolade, die Sie abtrainieren wollen. Wenn das auch nicht hilft, müssen Sie sich eine Sportart für drinnen aussuchen.

Vorsätze umsetzen

Der gute Vorsatz, „häufiger Sport zu treiben", bleibt meistens genau das, was er ist – ein Vorsatz. Wer sich wirklich mehr bewegen will, muss sich selbst auf konkrete Termine festnageln. Das erleichtert es Ihnen, den Sport in Ihren Alltag einzubauen. Gehen Sie beispielsweise jeden Tag zu einer bestimmten Fernsehsendung aufs heimische Fitnessgerät. Im Fitnessstudio sollten Sie einen festen Kurs buchen.

In bester Gesellschaft

Abgesehen von Wärme braucht der Mensch auch soziale Kontakte, und das können Sie nun ausnutzen. Verabreden Sie sich mit Freunden zum Sport. Das erhöht für Sie den Druck. Im Idealfall wählen Sie Trainingspartner, die bereits regelmäßig Sport treiben. Dann ist die Gefahr geringer, dass Sie sich gemeinsam entscheiden, die Bewegung ausfallen zu lassen. Eine perfekte Kombination wäre es z. B., gemeinsam mit einer Freundin zu einem Kurs ins Fitness-Studio zu gehen.

Das Wichtigste auf einen Blick

Wie kann ich Folgeerkrankungen bei Diabetes vermeiden?

Achten Sie immer auf eine exakte Einstellung Ihres Blutzuckerspiegels. Diabetische Folgeerkrankungen entstehen in erster Linie durch chronisch erhöhten Blutzucker.

Welche Folgeerkrankungen können bei Diabetes auftreten?

- Diabetisches Fußsyndrom
- Erektionsstörungen
- Sehstörungen
- Nierenschäden
- Schlaganfall
- Herzinfarkt
- Durchblutungsstörungen der Gliedmaßen

Woran erkenne ich Nervenstörungen?

Abhängig davon, welche Nerven betroffen sind, äußern sich diese Störungen z. B. als Berührungsempfindlichkeit oder Kribbeln auf der Haut. Ist das vegetative Nervensystem betroffen, kann die Neuropathie sich auch auf die Organe auswirken und z. B. zu Verdauungsproblemen oder erhöhtem Herzschlag führen.

Wie kann ich Nierenschäden vermeiden?

Wie alle Folgeerkrankungen grundsätzlich durch eine gute Einstellung des Blutzuckerspiegels. Für die Niere sind Kontrolluntersuchungen extrem wichtig, da Symptome oft zu spät auftreten. Nierenschäden lassen sich früh erkennen, wenn der Arzt Ihren Urin regelmäßig auf ungewöhnliche Eiweißausscheidungen untersucht (Albumin-Test).

Wie vermeide ich das diabetische Fußsyndrom?

Achten Sie darauf, dass der Blutzucker nicht zu hoch ist. Sie sollten Ihre Füße täglich auf Verletzungen untersuchen und stets gut pflegen.

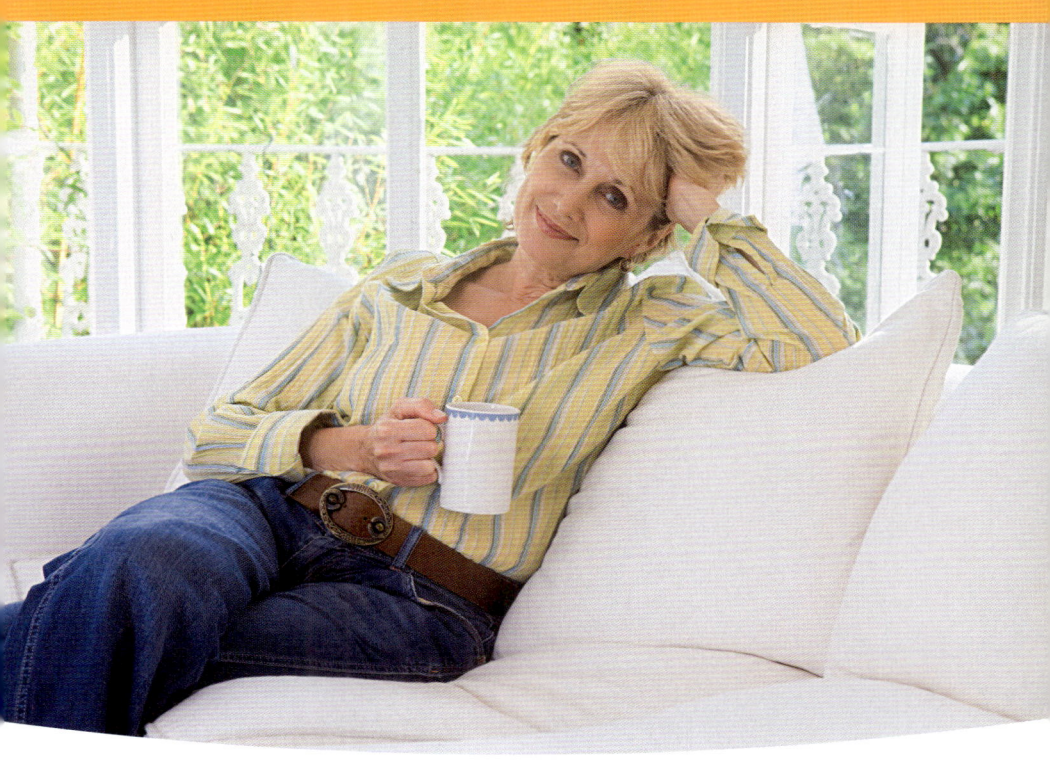

Serviceteil

Mit diesem Ratgeber haben Sie jetzt einen ersten Einblick in das Thema Diabetes bekommen. Weitere Informationen, auch zu speziellen Problemen, erhalten Sie unter den folgenden Adressen.

Glossar

Aceton
Dieses Nebenprodukt der Fettverbrennung übersäuert das Blut und kann zu einem diabetischen Koma führen.

Alpha-Zellen
In den Alpha-Zellen der Bauchspeicheldrüse wird → Glucagon gebildet.

Angiographie
Röntgenaufnahme von Blutgefäßen nach Injektion eines Kontrastmittels.

Angiopathie
Erkrankung der großen Blutgefäße, Arterien, Venen (→ Makroangiopathie) und kleinen, kapillare Blutgefäßen (→ Mikroangiopathie).

Beta-Zellen
In den Beta-Zellen der Bauchspeicheldrüse wird das körpereigene Insulin produziert.

Broteinheit
Die Broteinheit (BE) ist die Berechnungsgröße für die Menge an Kohlenhydraten, die in der Nahrung enthalten sind.

Depotinsulin
Verzögerungsinsulin mit extrem langer Wirkdauer (mehr als 24 Stunden).

Gestörte Glukosetoleranz
Vorstufe von Diabetes Typ II; die Zellen reagieren nicht so empfindlich auf das Insulin, wie es bei einem gesunden Menschen der Fall wäre.

Glukose
Traubenzucker, einfaches Zuckermolekül.

Glukosurie
Zuckerausscheidung im Urin bei Überschreiten der → Nierenschwelle.

Glukagon
Das Hormon ist der Gegenspieler des → Insulins. Es wird in den Alpha-Zellen der Bauchspeicheldrüse erzeugt und regt die Glukose-Freisetzung der Leber an.

Glykämischer Index
Er drückt aus, wie stark Nahrungsmittel den Blutzuckerspiegel beeinflussen. Die Bezugsgröße von 100 Prozent entspricht der Wirkung von Traubenzucker.

Glykogen
Die Speicherform des Zuckers in Leber und Muskulatur.

HbA1
Der HbA1-Wert drückt aus, wie stark sich Traubenzucker-Moleküle an den roten Blutfarbstoff Hämoglobin (Hb) gebunden haben.

Hyperglykämie
Überzuckerung; sie entsteht z. B. durch eine vergessene Insulinspritze und kann unbehandelt lebensbedrohlich werden.

Hypertonie
Bluthochdruck; er trägt dazu bei, dass die Wahrscheinlichkeit für diabetische Folgeerkrankungen steigt.

Hypoglykämie
Unterzuckerung; Sie kann ausgelöst werden, wenn Diabetiker trotz Insulin-Spritze eine Mahlzeit auslassen oder intensiven Sport treiben, ohne die Insulindosis anzupassen.

Insulin
Das Hormon wird in den Beta-Zellen der Bauchspeicheldrüse produziert und ermöglicht es der Glukose, in die Zellen einzudringen.

Insulinresistenz
Bei Diabetikern Typ II wird zwar anfangs noch Insulin produziert, die Zellen reagieren jedoch nicht empfindlich genug darauf, und es bleibt zu viel Glukose im Blut.

Ketoazidose
Übersäuerung des Organismus durch Ketonkörper, ein Abfallprodukt der Fettverbrennung. Dazu kommt es bei Insulinmangel.

Makroangiopathie
Erkrankung der großen Blutgefäße als Folge eines permanent erhöhten Blutzuckers.

Mikroangiopathie
Erkrankung der feinen Blutgefäße (Kapillaren), die durch einen chronisch erhöhten Blutzucker ausgelöst wird.

Nephropathie
Nierenerkrankung, die durch chronisch erhöhten Blutzucker ausgelöst wird.

Neuropathie
Nervenschädigung, die bei schlechter Stoffwechseleinstellung entsteht.

Oraler Glukosetoleranztest
Bei Verdacht auf Diabetes wird häufig ein Glukosetoleranztest durchgeführt. Dabei trinkt der Patient auf nüchternen Magen eine Glukoselösung, und der Arzt misst in festgelegten Abständen die Veränderungen des Blutzuckerspiegels.

Retinopathie
Diabetische Sehstörungen; durch zu hohen Blutzucker verändern sich die Gefäße an der Netzhaut und das Sehvermögen wird beeinträchtigt.

Hilfreiche Adressen

Die Deutsche Diabetes-Gesellschaft ist eine wissenschaftliche Fachgesellschaft, die Schulungen für Experten anbietet, aber auch Infos für Betroffene, u. a. bei der Arztsuche. Über die Internetseite können Sie mit einer Suchmaske einen Diabetesexperten in Ihrer Nähe ausfindig machen.

Deutsche Diabetes-Gesellschaft
Bürkle-de-la-Camp-Platz 1, 44789 Bochum
Tel: 02 34 / 9 78 89 - 0, Fax: 02 34 / 9 78 89 - 21
E-Mail: info@ddg.info
Internet: www.deutsche-diabetes-gesellschaft.de

Die Deutsche Diabetes-Stiftung ist die wichtigste Anlaufstelle, weil hier erfahrene Experten mitarbeiten und gemeinsam mit den Tochterstiftungen Informationen für alle Bereiche zur Verfügung gestellt werden. Sie fördert u. a. verschiedene medizinische Projekte.

Deutsche Diabetes-Stiftung
Staffelseestr. 6, 81477 München
Tel: 0 89 / 57 95 79 - 0, Fax: 0 89 / 57 95 79 - 19
E-Mail: info@diabetesstiftung.de
Internet: www.diabetesstiftung.de

Das Deutsche Diabetes-Zentrum, (DDZ) bietet Hintergrundwissen und Aktuelles aus der Forschung, aufbereitet für Laien. Außerdem finden Sie auf der Internetseite praktische Hilfsmittel wie z. B. Online-Rechner, mit denen Sie Ihren BMI (Body Mass Index) oder Ihre Blutzuckerwerte auswerten können.

Deutsches Diabetes-Zentrum (DDZ)
Leibniz-Zentrum für Diabetesforschung
an der Heinrich-Heine-Universität Düsseldorf
Auf'm Hennekamp 65, 40225 Düsseldorf
Tel: 02 11 / 33 82 - 3 37, Fax: 02 11 / 33 82 - 2 92
E-Mail: redaktion@diabetes-heute.de
Internet: www.diabetes-heute.uni-duesseldorf.de

diabetesDE ist eine Initiative des Verbandes der Diabetes-Beratungs- und Schulungsberufe und präsentiert Infos von Experten.

diabetesDE
Reinhardtstraße 14, 10117 Berlin
Tel: 0 30 / 20 16 77 - 0, Fax: 0 30 / 20 16 77 20
E-Mail: info@diabetesde.org
Internet: www. diabetesde.org

Der Deutsche Diabetiker Bund ist die größte Selbsthilfe-Organisation und bietet Informationen für alle Betroffenen.

Deutscher Diabetiker Bund e. V. (Selbsthilfegruppe)
Goethestr. 27, 34119 Kassel
Tel: 05 61 / 7 03 47 70, Fax: 05 61 / 7 03 47 71
E-Mail: info@diabetikerbund.de
Internet: www.diabetikerbund.de

Das Diabetes-InformationsZentrum bietet nützliche Tipps für den Alltag sowie ein Diabetes-Lexikon mit Fachbegriffen.

Diabetes-InformationsZentrum e. V.
Postfach 100375, 40703 Hilden
Tel: 0 21 03 / 97 99 - 46, Fax: 0 21 03 / 97 99 - 47
E-Mail: info@diabetes-informationszentrum.de
Internet: www. diabetes-informationszentrum.de

Empfehlenswerte Links

www.diabetes-risiko.de
Hinweise, um ein Diabetes-Risiko zu erkennen und zu verringern

www.chance-bei-diabetes.de
Hier erhalten Sie Motivations-Tipps und Unterstützung bei Diabetes.

www.diabetes-psychologie.de
Beratung von Motivationsproblemen bis hin zu Depressionen rund um Diabetes

Register

Bildnachweis

Wir bedanken uns bei allen Bildlieferanten, die uns durch die Bereitstellung von Abbildungen freundlicherweise unterstützt haben.

djd/deutsche journalisten dienste: djd/KarstadtQuelle Versicherungen 4 u., 25, 111,114; djd/Ratgeberzentrale Reichenberg 52; djd/Woerwag Pharma 68; djd/MSD Essex 84; djd/RategeberZentrale 90; djd/Jentschura International 91; djd/Center Parcs 92; djd/Diamant Gelierzauber 103, djd/Bayer Vital 106, 112; djd/Gesellschaft für Biofaktoren 118
Fotolia.com: laurent hamels 3. o., 8; vgstudio 3 M., 28; Kzenon 3 u., 38; Norman Pogson 4 o., 98; endostock 13, 102; pressmaster 20, 121; photoillustrator.eu 26/27; Martinan 30, 113; carlosseller 42/43; Monkey Business 44, 123; Visionär 50; Twilight Art Pictures 47, 58; evgenyb 59; Celso Pupo 61; ArtKol 64; gourmecana 73; evewave 74; Yuri Arcurs 15, 77, 101; Liv Friis-larsen 78; Uwe Bumann 40, 87; Alexander Raths 115; jstock 120
mauritius images: 6/7, 62/62, 96/97, 104/105